高等职业教育教材

验光技术

主　编　徐　良

参　编　易际磐　陈　露　潘俊杰

　　　　聂淼鑫　黄小洁　张　敏

　　　　张永菲　郑耀洁

中国轻工业出版社

图书在版编目（CIP）数据

验光技术/徐良主编． —北京：中国轻工业出版
社，2024.8
高等职业教育教材
ISBN 978-7-5184-1333-1

Ⅰ．①验…　Ⅱ．①徐…　Ⅲ．①验光 – 高等职业教育 –
教材　Ⅳ．①R778.2

中国版本图书馆 CIP 数据核字（2017）第 049703 号

责任编辑：李建华　　杜宇芳
策划编辑：李建华　　　责任终审：孟寿萱　　　封面设计：锋尚设计
版式设计：宋振全　　　责任校对：吴大朋　　　责任监印：张京华

出版发行：中国轻工业出版社（北京鲁谷东街 5 号，邮编：100040）
印　　刷：北京君升印刷有限公司
经　　销：各地新华书店
版　　次：2024 年 8 月第 1 版第 6 次印刷
开　　本：720×1000　1/16　印张：11.5
字　　数：260 千字
书　　号：ISBN 978-7-5184-1333-1　定价：35.00 元
邮购电话：010–85119873
发行电话：010–85119832　010–85119912
网　　址：http://www.chlip.com.cn
Email：club@ chlip.com.cn

∞ 前　言

为积极推进眼视光技术专业的教学改革，开发和编写适合眼视光专业课程特点、符合高职教育特色的教材是非常必要的。针对高职高专眼视光技术专业培养从事验光配镜工作应用型人才的目标，结合当前发展的需要，我们组织专业人员、教师和有关专家编写了这本教材。

验光的目的是通过规范化、标准化的验光，为被检者提供最清晰、最舒适和最持久的视力矫正。验光技术是集知识、技术、分析、诊断、处理能力为一身的综合技术，强调系统性和规范性。

本书主要介绍验光的基本知识和技能，包括客观验光、主观验光、老视验光、特殊患者的验光和配镜处方原则等。验光是一门艺术，不可能仅通过理论课程的学习而全部掌握，必须重视及强调实践。本书内容以实用为主，根据实际岗位的能力需求突出实践教学，各项目内容相对独立，但前后相互衔接，注重对学生职业素养的培养，以提高学生的职业能力和技术水平。本书在正式出版前，大部分内容和相关教学资料曾作为编者所在学校眼视光学专业的教材试用，并在应用实践中不断改进，部分模拟方式的实训项目很有创新意义。

参加编写本书的人员均为多年从事教学和实践的专业人员，其中聂淼鑫编写项目一；易际磐编写项目二；潘俊杰编写项目三；徐良编写项目四和项目六；陈露编写项目五；张永菲编写项目七；张敏、黄小洁编写实训项目。全书由徐良负责统稿。

　　本书的编写得到了中国轻工业出版社的支持，浙江省乐清市黎明眼镜有限公司的郑耀洁、陈法奖、金晓芬参与了编写和图片摄制工作，编者在此一并表示感谢。

　　鉴于作者水平有限，编写时间比较仓促，难免会有不足之处，敬请读者及时批评和指正，以期待更好地改进。

编者

2016 年 12 月

目 录

项目一 验 光 概 论

学习目标

了解验光技术的特点；理解验光的目的和概念；掌握验光的规范流程；掌握验光入门检查的目的和方法。

知识点 1 验光的流程

理论要求

1. 了解验光技术的特点。
2. 理解验光的目的和概念。
3. 掌握验光的规范流程。

验光技术是视光学行业的核心技术，是视光学专业、验光配镜专业学生的必修课，是高职高专眼视光技术专业的专业核心技术之一，具有很强的理论基础和实践技能。高职教育面向培养高技能人才的目标，强调在理论的基础上，强化验光技能的培养，重点在于技能。

验光技术是一门复杂的艺术，是规范的、综合的和渐进的程序与个性化的结果，通过标准规范的验光，为验光对象提供最清晰、最舒适、最持久的矫正视力。从光学角度来看，验光是以正视眼为标准，让位于无穷远的物体通过被检眼眼前的矫正镜片（不同性质和度数的镜片）后与视网膜黄斑中心凹产生共轭，即测出被检眼与正视眼光线聚散差异的程度。但是验光对象是人，而不仅仅是眼球，因此验光是一个复杂的、动态的、多步骤的程序，其总体上可将其分为三大阶段：验光起点、精确阶段及终结阶段。

（一）验光起点

该阶段工作主要是收集有关验光对象眼部屈光状态的基本资料，根据这些资料来预测验光的可能结果，为后续进一步验光提供重要、有效的起点数据。主要包括病史的询问、初始检查、眼健康检查、客观验光（检影验光或电脑验光）、角膜地形图或角膜曲率计检查、原镜的观察和测量等。询问病史和客观验光是该阶段的关键步骤。

1．询问病史

首先是一般询问，主要询问验光者姓名、年龄、文化程度、职业、健康状况、住址、电话等。从年龄上我们可以基本判断，是否有老视现象；从文化程度上可以了解其接受能力和理解能力；对不同文化程度的验光者，验光师可选择不同的询问方法；从职业上可知其工作环境和用眼程度及戴镜用途；从健康状况可以了解是否有影响视功能的疾病（如糖尿病、高血压、眼疾史等）；从住址、电话上可以保持联系和复查及随访。

其次是主诉和现病史的询问，同常规的医学病史，主要围绕眼部尤其是视力问题，包括视力变化的时间和程度，了解视功能改变的详细情况，了解其眼病史；了解与眼睛相关的全身病症如高血压、糖尿病等；同时还要了解上次验光的时间，配戴情况，原镜的视力矫正满意度、舒适度、清晰度以及发生的问题。了解顾客的戴镜史，是问诊中的一个必要环节，为验光师提供有效的数据信息。

最后重点要明确本次就诊的目的和视力矫正要求。针对顾客的配镜要求，有的以看远为主；有的以看近为主；又有的因职业需要远近兼顾；还有的需配隐形眼镜等，我们都应详细询问，根据各自的需求，提出合理的建议，认真处理。在验光前，验光师必须了解顾客验光配镜的目的要求，才能更好地为顾客服务。

在了解以上内容后，我们还要根据不同年龄验光者掌握问诊的方法。

（1）儿童

儿童由于年龄小，对验光师的询问理解有困难，所以验光时要求家长一同进入验光室，以询问家长为主，还需询问用眼卫生习惯，家属戴镜史，健康情况及配镜要求等，在询问中还可以介绍简单的眼屈光方面的常识，消除孩子的紧张心理。稳定孩子的情绪，配合验光工作进行。

（2）中青年

这一年龄层次的验光者在语言沟通上一般没有很大障碍，主要还需询问用眼习惯和用眼程度、近视眼加深度、家属戴镜史。对45岁以上的顾客还要问清近距离工作有否困难，有否戴老视镜，是单焦镜、双焦镜，还是多焦镜等。

（3）老年

老年人一般都有戴镜史，由于老年人的晶状体有生理性的结构改变，眼睫状肌肌力减弱，调节功能衰退很快。加上老年性白内障的逐渐成熟或其他疾病所致，矫正视力一般都较差。因严重眼疾引起的视力下降，需劝其上医院及时就诊，由于老年顾客的生理特点，反应比较慢，必须对其耐心和仔细地询问，这样才能验好光和配一副合适的眼镜。

2. 初始检查

为完成科学严谨的验光，初始检查十分必要而且是重要的环节，主要目的是通过检查明确验光对象的视力问题是单纯的屈光问题还是合并其他眼病。科学完整的初始检查能为整个验光过程起到事半功倍的作用。其内容主要包括远近视力的测量（裸眼、戴镜、针孔视力）、优势眼、瞳距、色觉、立体视、眼球运动、眼位、调节与聚散、瞳孔检查和对比视野检查等。

根据裸眼远近视力以及戴原镜远近视力的测量结果，可对本次验光的结果作出初步估计。通过眼球运动、色觉、立体视、调节与聚散、瞳孔检查和对比视野的检查，可全面了解被检眼的视觉功能，同时还可以排除视神经病变、眼外肌病变、双眼视问题和青光眼问题。眼位、优势眼的确定有助于最后配镜处方的制定。

3. 眼健康检查

此阶段检查的主要目的是要排除可能引起视力下降的眼病，并对最好矫正视力做出预测。主要是使用裂隙灯显微镜和眼底镜对验光对象的外眼、结膜、角膜、前房、虹膜、瞳孔、晶状体、玻璃体、视网膜和视神经做全面有序的检查。引起视力下降的常见眼病有：

（1）角膜疤痕 由于炎症、外伤等原因所致。角膜可见无定形的白色疤痕，通常不会发展，也不会好转，发生于瞳孔区则影响视力，用光学方法不能矫正。

（2）白内障 由于外伤、中毒、年老等原因所致。瞳孔区所见的晶状体呈均匀的或局限性的白色混浊，过熟期白内障呈黄棕色。有进行性加重的趋势，不同程度地影响视力，用光学的方法不能矫正。早期老年性核性白内障，可试用近视镜提高视力。

（3）玻璃体混浊 由于葡萄膜炎症、视网膜血管出血、外伤、肾炎、高度近视及年老等原因所致。患者可见眼前黑色斑点漂游，随眼球转动方向移动，称为飞蚊症。检眼镜下，可检出玻璃体内浮游物及眼底变化，重症进行性影响矫正视力，不能用光学方法矫正。

（4）老年性黄斑变性 发生于老年人，由于视网膜中央区脉络膜毛细血管硬化、栓塞所致。中心视力日渐减退，检眼镜下见黄斑区黄色小点，重症可见黄斑区呈灰白色，该症无特殊疗法，无法用通常的光学方法矫正视力。

（5）视网膜脱离 眼前有闪光感，相应部位视野缺损，视力下降（特别是累及黄斑部时），不能用光学方法矫正。

（6）视网膜色素变性 是原发遗传性疾病。表现为夜盲、视野进行性缩小甚至管视、中心视力进行性减退，眼底镜下视盘黄白色蜡样萎缩，视网膜见骨细胞样色素沉着，视网膜血管变细，不能用光学镜片矫正视力。

（7）视网膜中央静脉阻塞 在单眼的某方位呈扇形的视野缺损，多单眼发病。由于视网膜出血、水肿波及黄斑区引起视力明显下降，视力常在 0.1 左右，无法用通常的光学方法矫正视力。

（8）视神经炎 由于色素膜炎、眶内感染或因脑膜炎、糖尿病及酒精、铅等中毒所致。表现为视力显著减退、眼球后疼痛、眼球转动痛、头痛。眼底镜下视盘水肿、边缘模糊、有渗出及出血；炎症消退后视盘苍白萎缩；无法用光学方法矫正视力。

（9）青光眼 闭角型青光眼表现为眼痛、视力下降、头痛恶心呕吐、结膜混合充血、角膜水肿、前房浅、瞳孔大、对光反射迟钝、眼压高、视神经萎缩，常见于间歇期或慢性期请求配镜，但不能用光学眼镜矫正视力。开角型青光眼常发生于双眼，病程隐匿缓慢，表现为轻度眼胀、视力下降、视野进行性缩小、眼压高、眼底视神经萎缩，光学眼镜不能改善视力及视野。

4. 客观验光

为每一位验光对象进行客观验光得到其远屈光矫正状态，并以此作为主观验光的起点数据。客观验光不需被检者提供视力好坏的信息和主观视力应答，检查者仅借助于某种光学工具来测量被检眼的屈光状态。客观验光是非常重要且必要的一种检查方法，尤其是对于婴儿或孩童，智障或残障者，或听力障碍或语言无法沟通者。

客观验光的方法主要有静态检影验光和电脑验光。对于一些不配合的儿童、智力低下和听力障碍的患者，根据精确的静态检影验光结果可以直接配镜。这两种客观验光方法各有优缺点和适用对象。

（1）检影验光 利用检影镜对眼球内部照明，光线从视网膜反射回来，这些反射光线经过眼球的屈光系统后发生了改变，通过检查反射光线的聚散度可以判断眼的屈光度。检影镜轻便、便宜，可以在任何情况与不同的环境下使用，从婴儿到老年人的屈光检查，以及行动不便卧病在床的患者，皆可使用检影镜轻易地检查出其屈光状态，并且无屈光度限制。但是检影验光学习周期长，难度较大。

（2）电脑验光 自动化程度高，操作简单，测量速度快，工作效率高，常用于视力普查。但电脑验光只在一瞬间就完成了操作的全过程，就好比照相机快门一闪而过，容易造成被检者的调节紧张，眼近视度数也随之瞬间上升或远视度数瞬间下降，进而导致检测结果不准确。其测量精度低，测量有范围限制，适用于屈光介质清晰的对象。

5. 角膜曲率计或角膜地形图测量

角膜曲率计是利用角膜反射性质来测量其前表面中央 3mm 光学区的曲率半径；而角膜地形图测量范围是整个角膜前表面的曲率半径。此项检查对于配戴角膜接触镜的患者尤其必要。检测的项目包括角膜曲率半径和屈光度，评价角膜泪膜的完整性，预测眼的散光度，排除角膜源性不规则散光。

6. 原戴镜度数测量

此项检测针对原戴镜，旨在了解原镜的参数和戴镜习惯，为患者进一步选择屈光矫正方式和屈光度数提供极为重要依据。检测的内容包括远近度数、瞳距、棱镜度、镜眼距，观察配戴的前倾角和面弯等。原镜不舒适或不清楚，在验光及处方时应考虑：原验光是否正确，原镜屈光度是否做准、原光心距和瞳距是否合适，镜片的面弯、镜眼距、前倾角等参数是否合适。原镜比较清晰及舒适，在验光及处方时可参考，可参考的方面有：原镜的屈光度、光心距、面弯等参数，镜眼距及前倾角则应照标准来验配。

（二）精确阶段

该阶段主要是通过被检查者的主观反应或应答来完成的，因此又称之为主观验光。是对起点阶段所获得屈光数据或处方进行精确的验证。精确阶段所使用的标准仪器为综合验光仪。验证的程序是让被检眼对每个细小的屈光度变化［一般为 0.25DS（DS 表示球镜度数）］做出比较和判断，找出最适合被检眼的屈光矫正度数。该过程分为以下四个阶段：

1. 初次的球镜验证

本阶段是在检影验光或电脑验光等客观验光提供的起点数据基础之上，先给被检眼雾视（加一定量的正镜片），然后逐步去雾视达到"最高度数的正球镜或最低度数的负球镜，获得最好矫正视力（MPMVA）"的目的，之后通过双色实验（红绿测试）对球镜进行确认。

2. 散光轴向和散光度数的验证

初次球镜验证之后，继续使用综合验光仪上的交叉圆柱镜［±0.25DC（DC表示柱镜度数）］，先验证散光的轴位，再验证散光的度数，以确保完全矫正散光即轴向正确、度数也正确。

3. 第二次球镜验证

在上述验证过程中，球镜往往会做一些调整，因此，为保证结果的精准，有必要再做一次雾视和去雾视，达到第二次的 MPMVA（最低负球镜最佳视力或最高正球镜最佳视力），并再次进行双色实验（红绿测试）对球镜进行确认。

4. 双眼平衡

在自然状态下，人是双眼同时视物的。双眼平衡是在双眼同时雾视的状态下，通过棱镜分离或偏振分离进行双眼调节的平衡，让双眼的调节等同起来；之后进行双眼的 MPMVA，目的就是在双眼调节相等的情况下，得到双眼最好矫正视力。

（三）终结阶段

完成了上述一系列的验光流程后，我们得到了非常准确的验光结果，从光学上完全矫正了被检眼的屈光不正。但是，该结果是否真正满足验光对象的视力需求，还不能肯定，应用以下三个指标来评价：是否为验光对象提供了清晰的矫正视力？验光对象是否配戴舒适？验光对象近用阅读是否持久？该过程分为以下三个阶段。

1. 试镜调整

该阶段必须让验光对象通过试镜架直接配戴验光度数，让验光对象看远、看近、行走等，亲自主观评价清晰度、舒适度和持久度，让验光对象自己找出问题，验光师收集试戴过程中验光对象的反馈信息，并结合验光对象的年龄、职业、爱好和过去戴镜的情况对验光度数进行修正和调整，直到满足验光对象的视力需求为止。该过程也称为试镜技术，实际上该过程不仅仅是一次试戴，更是验光师经验和科学判断的有机结合。有时需要在清晰度和舒适度之间寻求平衡或者妥协，最后得到一个最适合验光对象的处方。

2. 配镜处方

标准完整的配镜处方包括：姓名、性别、年龄、检查日期、验光度数、配镜度数、瞳距（PD）和加光度数。

3. 矫正方式的选择和宣教

根据验光对象的年龄、职业、爱好等情况选择合适的屈光矫正方式，并告知正确的戴镜方式（看远需戴镜，看近需戴镜，远近均需戴镜，全天戴镜，间歇戴镜）以及正确的眼镜使用护理方法。最后根据验光对象的用眼习惯和屈光发展规律，给予个性化的眼保健指导，并制定合理的随访计划。

思考题

1. 验光的定义和目的是什么？验光分哪三个阶段？
2. 简述验光第一阶段屈光初始检查包含哪些项目。
3. 裂隙灯显微镜、角膜曲率计和镜片测度仪在验光中的意义有哪些？
4. 引起视力下降的常见眼病有哪些？
5. 验光终结阶段包括哪些步骤？

【实训项目1】 验光入门检查

一、目标

掌握验光第一阶段问诊内容和方法；掌握屈光初始检查方法和规范记录。

二、工具与设备

笔灯、瞳距尺或瞳距仪、焦度计、直尺、远/近视力表、遮盖板、色觉本、立体视本、裂隙灯显微镜、直接眼底镜。

三、步骤

（一）问诊

（1）询问顾客的一般情况：姓名、性别、年龄、职业、文化程度、联系电话。

（2）询问本次的病诉、戴镜经历、验光目的。

（3）询问既往病史：眼部（疾病史、手术史、外伤史）、全身（影响验光及视力的全身疾病）、个人史（用药史、过敏史、出生史）、家族遗传病史。

（二）屈光初始检查

（1）瞳距检查：使用瞳距尺或瞳距仪测量并记录顾客双眼远近瞳距。

（2）优势眼及裸眼视力：卡洞法确定优势眼；使用远／近视力表测量并记录双眼裸眼视力。

（3）原镜检查：使用远／近视力表测量并记录配戴原镜的矫正视力；使用焦度计测量并记录原镜屈光度和光心距；使用直尺测量并记录原镜配戴的镜眼距。

（4）双眼视功能基本检查：使用笔灯、直尺等进行角膜映光点、眼外肌、遮盖实验、瞳孔反应、调节幅度、辐辏近点、对照法指数视野、色觉、立体视。

（5）眼部疾病的排查：使用裂隙灯显微镜进行眼前节的检查；使用直接眼底镜进行眼后节的检查。

四、操作记录

（一）记录所接待顾客的问诊内容及结果

1. 一般情况

姓名_____ 性别_____ 年龄_____

职业_____ 文化程度_____ 联系电话_____

2. 病诉及验光目的

（1）主诉：眼别_____症状_____持续时间_____

（2）现病史：

主要症状的发生发展过程：_____

严重程度：_____

伴随症状：_____

诊治经过：用药（Y/N）药名_____药效_____

（3）戴镜史：

是否戴镜：□是　□否

类型：□框架眼镜　□隐形眼镜（软／硬）

用途：□远用　□近用　□远／近用

配戴方式：□日戴　□夜戴　□长戴　□需要时戴　说明情况_____

效果：清晰度　□满意　□不满意　说明原因_____

满意度　□满意　□不满意　说明原因 _____

舒适度　□满意　□不满意　说明原因 _____

并发症：眼痒（Y/N）　眼红（Y/N）　眼痛（Y/N）　分泌物（Y/N）　视物模糊（Y/N）　其他 _____

（4）本次配镜目的：□提高视功能　□安全防护　□美容美观

视觉需求：□远用　□近用　□远 / 近用

配镜类型嗜好：□框架眼镜　□隐形眼镜（软 / 硬）

3．既往史

（1）眼部：疾病（Y/N）说明情况 _____

手术（Y/N）说明情况 _____

外伤（Y/N）说明情况 _____

（2）全身：甲亢（Y/N）　糖尿病（Y/N）　高血压（Y/N）　皮肤病（Y/N）

关节炎（Y/N）　妊娠（Y/N）　其他 _____

（3）个人史：用药史（Y/N）说明情况 _____

过敏史（Y/N）说明情况 _____

早产史（Y/N）说明情况 _____

（4）家族史：

家族性眼病史：白内障（Y/N）　青光眼（Y/N）　老年性黄斑变性（Y/N）

斜视（Y/N）　色盲（Y/N）近视（Y/N）其他 _____

家族性全身病史：高血压病（Y/N）糖尿病（Y/N）心脏病（Y/N）其他 _____

（二）屈光初始检查

（1）瞳距 PD _____

（2）优势眼　□ OD（右眼）　□ OS（左眼）

（3）裸眼视力（VASC）OD _____ /OS _____ @D

　　　　　　　　　　　OD _____ /OS _____ @N

（4）原镜检查（VACC）OD _____ /OS _____ @D

　　　　　　　　　　　OD _____ /OS _____ @N

原镜处方_____ 镜眼距_____

（5）双眼视功能基本检查（表 1–1）

表 1–1　　　　　　　　　　双眼视功能检查表

结果	1　OD/OS	2　OD/OS	3　OD/OS	均值
调节近点（NPA）/cm				
调节幅度（Amp）/D				
集合近点（NPC）	破裂点　　　　cm/	恢复点　　　　cm		
角膜映光点（Hirschberg）				
眼外肌（EOM）				
瞳孔（PUPIL）				
指数视野（FCF）				
遮盖实验（CT）	裸眼远距（sc@D）	裸眼近距（sc@N）	戴镜远距（cc@D）	戴镜近距（cc@N）
立体视				
色觉	OD　/　第　组		OS　/　第　组	

（6）眼部疾病的排查（表 1–2）

表 1–2　　　　　　　　　　眼部疾病检查表

结果	左眼	右眼
外眼 / 眼睑	突眼（Y/N）　红肿（Y/N）　肿块（Y/N）分泌物（Y/N）　瞬目完全（Y/N）	突眼（Y/N）　红肿（Y/N）　肿块（Y/N）分泌物（Y/N）　瞬目完全（Y/N）
睫毛	倒睫（Y/N）　乱睫（Y/N）秃睫（Y/N）分泌物（Y/N）	倒睫（Y/N）　乱睫（Y/N）秃睫（Y/N）分泌物（Y/N）
泪点	位置正常（Y/N）通畅（Y/N）按压分泌物（Y/N）按压痛（Y/N）	位置正常（Y/N）通畅（Y/N）按压分泌物（Y/N）按压痛（Y/N）
结膜	光滑（Y/N）充血（Y/N）水肿（Y/N）滤泡（Y/N）乳头（Y/N）其他：_____	光滑（Y/N）充血（Y/N）水肿（Y/N）滤泡（Y/N）乳头（Y/N）其他：_____
角膜	完整（Y/N）透明（Y/N）新生血管（Y/N）上皮脱落（Y/N）其他：_____	完整（Y/N）透明（Y/N）新生血管（Y/N）上皮脱落（Y/N）其他：_____
前房	房水清晰（Y/N）房角1CT（Y/N）	房水清晰（Y/N）房角1CT（Y/N）
虹膜	完整（Y/N）纹理清晰（Y/N）震颤（Y/N）其他：_____	完整（Y/N）纹理清晰（Y/N）震颤（Y/N）其他：_____

续表

结果	左眼	右眼
瞳孔	双眼等大等圆（Y/N）对光反射灵敏（Y/N）其他：_____	
晶状体	透明（Y/N）位正（Y/N）其他：_____	透明（Y/N）位正（Y/N）其他：_____
眼后段	玻璃体清（Y/N）视盘界清（Y/N）C/D3∶1（Y/N）动∶静2∶3（Y/N）黄斑反光存（Y/N）其他：_____	玻璃体清（Y/N）视盘界清（Y/N）C/D3∶1（Y/N）动∶静2∶3（Y/N）黄斑反光存（Y/N）其他：_____

项目二　客观验光的主要方法——检影验光

| 学习目标 |

掌握客观验光的特点和种类；了解检影验光的历史；掌握检影验光的定义和特点；掌握检影镜的结构与用法；掌握检影验光的原理；掌握各种屈光不正的检影方法。

知识点 1　检影验光的历史

| 理论要求 |

1. 了解检影验光的历史。
2. 掌握带状光检影镜的特点。

一、检影验光的发展历史

检影全称视网膜检影（retinoscopy 或 skiascopy）。检影验光法已经有 140 年的历史了，最初是由 William 于 1859 年偶然间发现。他用检眼镜检查散光时，无意间发现一种由眼底反射出来并有特殊运动的光。经过研究，直到 1873 年才由 Cuignet 用于临床。1880 年由 Parent 提出了"视网膜检影"一词。顾名思义，视网膜检影实际上是利用光线经过视网膜反射后形成影像的明暗及运动规律来判断屈光状态的一种验光方法。但实际上这个术语不甚准确，1884 年 Smith 建议使用更准确的"检影法"（shadow test）一词。

早期的检影镜投射出的是圆形光斑，与现代检影镜相似，成为点状光检影镜（spot retinoscope）。点状光检影镜在临床上用了 90 年，一直沿用到现在。与点状检影镜相比，带状光检影镜（band retinoscope）检影则更加准确和快捷。带状光检影镜的发明人是 Copeland。他发明了一种能发射出带状光束的新型灯泡，然后还设计一个旋转灯泡的装置，这样就可以沿眼球的各个子午线转动光带。Copeland 式带状光检影镜包括可调节的（透射光）聚散度装置和改良式投射镜（窥孔为椭圆形以矫正反射光的像差）的设计。带状光检影镜可以对眼各个子午线的屈光度进行检查，并能做出迅速对比，使我们可以精准定位散光的轴向并进行矫正。

二、检影验光的定义

检影验光（retinoscope refraction），俗称常态视网膜检影法。就是利用平面反光镜将检影镜所发出的光线投射到被检者的眼内，在转动镜面的同时，经过检影镜孔观察由被检查眼底射出来的光线在瞳孔区内的移动情况。简单来说，从眼内发出的光线有 3 种形式：① 发散光，其影动表现为顺动；② 平行光，其影动表现为顺动；③ 会聚光，其影动表现可能出现：顺动、逆动和中和状态 3 种情况。我们通过检影镜观察影动并用适当的透镜（球镜和柱镜），消解影动使其达到中和状态，就可测定其远点的位置，根据所加的镜片和中和点的位置，就可以判定被检眼的屈旋光性质及程度。

三、检影验光的优缺点

1. 检影验光的优点

直观、快速、准确、测试范围广，不仅能对高度屈光不正患者测定出验光结果，还能够对眼球震颤、中轻度白内障等屈光不正患者进行客观判断。对于表达能力差的少年儿童和聋哑患者用检影验光是非常必要的，此外，还具有成本低、专业性强等优点。

2. 检影验光的缺点

对于初学者难以掌握，需要一定的理论知识并通过不断地学习和实践后才能掌握其专业技能。

知识点 2　检影镜的结构与用法

| 理论要求 |

1. 理解带状光检影镜的投射系统、观察系统。

2. 掌握带状光检影镜的使用方法。

3. 掌握影动的概念和分类。

一、检影镜的组成

检影镜由检影镜的头、套管和手柄三部分组成。从光学的角度，检影镜包括投射系统和观察系统。

1. 投射系统

投射系统由光源、聚焦镜、反射镜和套管四部分组成，其作用是照亮被检眼的眼底。其主要组成部分（图2-1）有：

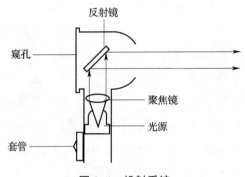

图 2-1　投射系统

（1）光源　由线性灯丝的灯泡发出线点状或带状光。

（2）聚焦镜　依照光路，聚光灯将灯泡发出的光线投射到反射镜上。

（3）反射镜　位于仪器的头部，使光线从手柄的方向右侧反射，以至光线好像是从仪器的头部直接发射出来。

（4）套管　套管上移或下移即改变了投射光线的聚散性质，套管上下移动与光线的聚散关系因检影镜的品牌不同而存在差异。有的检影镜的套管移动是移动聚焦镜，而有的检影镜的套管移动则是移动灯泡（图2-2）。套管上下移动，以改变灯泡与聚焦镜之间的距离，将投射光源变为平行光线或发散光线（平面镜效果）或会聚光线（凹面镜效果）。

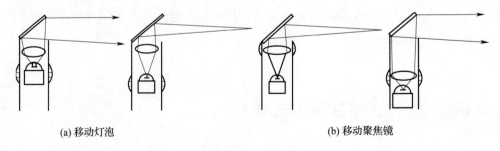

(a) 移动灯泡　　　　　　　　　　　　(b) 移动聚焦镜

图 2-2　套管移动

移动灯泡类检影镜：套管向上移动产生平面镜效果，发出的光线为发散光线；套管向下移动产生凹面镜效果，发出的光线为会聚光线。

移动聚焦镜类检影镜：套管向上移动产生凹面镜效果，发出的光线为会聚光线；套管向下移动产生平面镜效果，发出的光线为发散光线。

所有的检影镜都可以逐渐地改变光带的聚散度，如使用移动灯泡类检影镜，当将套管从上向下逐渐移动时，光带就发生从发散光线（平面镜效果）经平行光线到会聚光线（凹面镜效果）的转变；反之亦然。

套管的另一功能是通过旋转套管控制光带的方向，旋转套管使光带处于任意角度，检查各方向的影动情况。

注意：我们学习过程中使用的检影镜大部分为移动灯泡类检影镜，因此，仪器静态时，套管处于上位，即使用的是平面镜反射，发出的光线为发散光线。

2. 观察系统

观察系统由被照亮的眼底、窥孔和矫正镜片组成，其作用是观察眼底即黄斑的反光。

（1）被照亮的眼底　作为间接光源，发出的光线通过眼的屈光媒质后，将在被检眼的远点形成一个像。这些光线就是我们关注的眼底反光，经过反射镜上的窥孔，可直接观察。当转动检影镜的手柄时，我们还可以观察到投射在眼底上的反射光带也同时移动，观察、分析并中和影动，可准确揭示被检眼的屈光状态。

（2）窥孔　反射镜上的小孔。

（3）矫正镜片　根据被检眼的眼底反光及影动特征，我们在观察系统的光路上（被检眼前）插入不同度数的镜片，直接改变被检眼的影动特征，正好达到中和状态，就能得知被检眼的屈光不正度数，因此可以进行近视、远视、散光的定量测量。

二、检影镜的使用方法

如图2-3所示，检查被检者右眼时，医生用自己的右手持检影镜，用右眼检影；检查被检者的左眼时，医生用左手持检影镜，左眼观察。检影镜紧靠在检查者的眉弓上，轻轻摆动检查者的手腕，光带运动垂直于光带所在的方向。整个检影过程中，尽量保持双眼同时睁开和较低的室内照明（半暗室）。

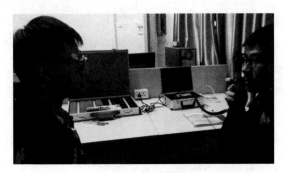

图 2-3　检影镜的使用

三、带状检影镜的使用步骤

（1）检影镜拿法　图 2-4 为单手使用检影镜的拿法，4 个手指紧握检影镜的手柄，拇指放在套管上，以方便上下移动套管；食指放在子午线控制处，以方便旋转控制光带的位置。单手检影的突出优点是一只手进行检影，另一只手可以插换镜片。

（2）检影镜位置　检影镜必须紧靠检查者的眉弓或镜架上（戴镜的医生），才能保证检影时经过窥孔的眼底反光对准检查者的瞳孔。

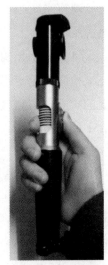

图 2-4　检影镜拿法

（3）转动与观察　为了使眼底的光带移动，要转动检影镜，眼底光带移动的方向垂直于光带的所在的方向。例如，当光带定位垂直时，检查者应该左右摆动检影镜；当检查者将光带定位水平时，需要上下摆动检影镜。将检影镜靠在检查者的眉弓处才能保证观察眼底反光及影动。最初学习观察时，检查者的头部和手臂保持不动，运用手腕的力量轻轻摆动检影镜。

（4）检影镜的放置　用完检影镜时，将检影镜立在架子上，及时切断电源。灯泡过热会缩短其使用寿命；水平放置检影镜，容易使灯丝扭曲，造成光带变形，影响使用。

（5）镜片的归位　用完一片镜片放回原来的位置。检影结束时，重新核对所有镜片和顺序，以便下次使用。

四、反射光的性质和判断

当用检影镜将视网膜照亮时，观察从视网膜反射回来的光线，可以将视网膜看成是一个光源。当光线离开视网膜,眼球的光学系统对光线产生会聚,如果用平行光线照亮视网膜,根据眼的屈光类型,反射回来的光线如图 2-5 所示。

正视眼——反射光线为平行光线,称为顺动;

远视眼——反射光线为发散光线,称为顺动;

近视眼——反射光线为会聚光线,称为逆动。

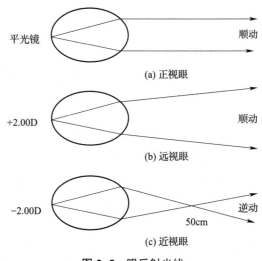

图 2-5　眼反射光线

当检影镜的光带照入被检眼后,在眼前的一定距离处,从窥孔看向眼角膜方向,就能够看到眼底反射出来的光即眼底反光,屈光状态不同,眼底反光也不同。常见的眼底反光有带状反光、宽度反光、断裂现象和满月现象。所谓影动是在看清眼底反光的基础上,轻轻转动检影镜,观察到眼底反光与投射在脸部上的光带之间的相对移动的关系,主要影动的类别是顺动、逆动与中和,如图 2-6 所示。

(1)顺动和逆动　观察反射光时,首先需要判断影动为逆动或顺动,由此判断被测者眼的远点在测量者的前面或后面,但如何比较快速并准确判断离中和点还有多远,应该观察以下 3 个影动的特征:

① 速度:离远点远时,影动速度很慢;越接近中和点,影动速度越快;而当到达中和点时,瞳孔满圆,就观察不到影动了。换言之,屈光不正度数越高,影动速度越慢;而屈光不正度数越浅,影动速度越快。

② 亮度:当远离远点时,反射光的亮度比较昏暗;越接近中和点,反射光越亮。

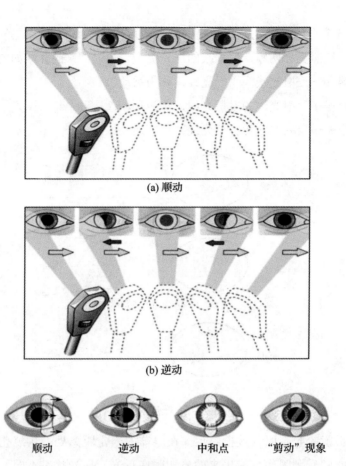

图 2-6 检影镜的各种影动现象

③ 宽度：当远离远点时，反射光带很窄；接近中和点时，光带逐渐变宽；到达中和点时，瞳孔满圆红。但是有些情况在远离远点时光带非常宽，该现象称为"假性中和点"，常见于高度屈光不正，但此时光带非常暗淡。

（2）特殊影动现象 某些特殊疾病的角膜，如圆锥角膜、不规则角膜，检影时会出现一些奇怪的现象，如"剪动"，即影动的中央部分顺动，边缘部分逆动，这时中和是根据影动的中央部分进行的。

（3）中和点的理解 人们总认为中和点是一个"点"，实际上它不是一个点，由于受球差和其他因素的影响，中和点是一个"区"。该中和区的大小取决于被测者眼瞳孔的大小，瞳孔小，该区就小，瞳孔大，该区就大；同时中和区的大小还受工作距离的影响，当工作距离较近时，该区就很小，但是如果中和区太小，判断的误差就比较大，即稍微少量的判断误差就导致大的屈光度的误差。

知识点 3 检影验光的光学原理

|理论要求|

1. 理解远点与屈光不正的关系。
2. 掌握影动与观察点的关系。
3. 掌握检影验光结果的确定方法。

检影验光法是一种最常用、最实用的和最准确的客观验光法。检影时，用检影镜照亮被检眼的眼底（黄斑区），然后通过检影镜的窥孔，直接观察被照亮黄斑区的反光及影动，从而对被检眼的屈光状况做出客观的判断。检影验光的原理是从光学的角度客观分析被检眼的屈光状态。

一、远点

眼的远点（FP）被定义为当调节放松时，黄斑在物空间的共轭点。所谓"共轭"，在光学上意味着对应，对于理解检影法，共轭是一个重要的概念。当光线从发光物体发出，通过透镜在另一边成像，物体和像互相对应或者共轭。共轭关系具有可逆性，实际上，可以利用其共轭性，从外部测量眼的屈光度。检影法就是利用了共轭点的特性：先照亮了眼底的黄斑，然后去找到与之共轭的远点。一旦找到了远点的位置，就可以得知被检眼的屈光状态了。

1. 正视眼

正视的意思是没有屈光不正，来自无穷远的平行光线聚焦于黄斑，视网膜与无穷远共轭，正视眼的远点就在无穷远。无需任何透镜时，远点在无穷远，因此没有屈光不正。

2. 远视眼和近视眼

球面屈光不正可导致远视或近视。

（1）远视 平行光线进入眼球后，聚焦于视网膜后方。眼底黄斑对应的共轭点在无穷远以外。加入适当的正球镜可使入射光线会聚，使黄斑与无穷远共轭，远点移位到无穷远。

（2）近视 平行光线进入眼球后，聚焦于视网膜前方。黄斑与无穷远内的某一点共轭。用负透镜可以使入射光线发散，使黄斑与无穷远共轭，远点移位到无穷远。

3．散光眼

非球面性屈光不正导致散光，散光的类型如图 2-7 所示。

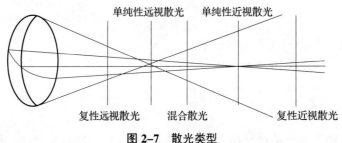

图 2-7 散光类型

从图 2-7 可以看出，平行光线入射，经过眼球屈光系统的折射，但由于水平子午线与垂直子午线屈光力不同，形成两个焦点，图中竖线均表示视网膜位置，根据视网膜与两焦点的位置关系，散光可分为以下几种。

（1）单纯远视散光（SHA）：一条子午线是远视，而另一条是正视。

（2）复合远视散光（CHA）：所有子午线都是远视。

（3）单纯近视散光（SMA）：一条子午线是近视，而另一条是正视。

（4）复合近视散光（CMA）：所有子午线都是近视。

（5）混合散光（MIX-A）：一条子午线是近视，而另一条子午线是远视。

二、影动与观察点

用检影镜将被检查者的眼底照亮后，通过检影镜的窥孔，可以看见出射光线在被检查者的瞳孔区形成的红色反光。如果用带状光扫过瞳孔，发现反射光也在跟随运动。当视网膜反射影光与检影镜带状光的移动方向相同，为顺动。当视网膜反射影光与检影镜带状光的移动方向相反，为逆动（图 2-8）。

当检查者位于无穷远检影时，可以看到上述影动，但是不可能在无穷远处检影，因为一是距离太远，反光太弱，看不清影动；二是距离太远，不便于更换矫正镜片。

位于 50cm 处检影，影动明显，且方便更换矫正镜片。

位于 50cm 处检影，对于正视眼和远视眼，将看到顺动，因其远点位于检查者之后；对于 -2.00D 的近视（远点在眼前 50cm 处），将看到不动的影光，前倾，可看到顺动；后仰，可看到逆动。

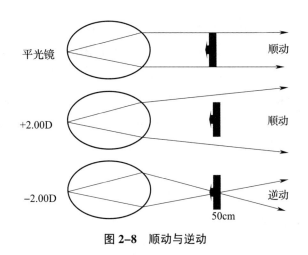

平光镜　顺动

+2.00D　顺动

−2.00D　逆动

50cm

图 2–8　顺动与逆动

三、工作距离

检影的目的是通过增减矫正镜片将被检眼的远点移至无穷远，以获得被检眼的矫正度数。那么检影者的检影位置应位于无穷远（被检眼的远点）处，但是处于无穷远处检影是不现实的，只能位于被检眼前有限距离内，可以通过增加工作距离镜将被检眼的远点拉到有限距离内，而检影者正好位于工作距离处检影，使检影者等同于在无穷远处检影。

工作距离镜的屈光度等于检影者与被检眼之间距离（m）的聚散度。

如：0.67m 处检影，其工作距离镜的屈光度 =1/0.67m=1.50D。

工作距离的远近存在各种优缺点。当距离为 1m 时，距离的轻度变化对结果的影响较小，但更换镜片不方便；当距离为 0.5m 时，更换镜片非常方便，光带的亮度也很好，但距离的轻度变化对结果的影响较大。

在 0.67m 处检影，而未加工作距离镜时，顺动说明存在远视、正视或低于 −1.50D 的近视；出现反转点中和时说明正好是 −1.50D 的近视；逆动说明存在大于 −1.50D 的近视。

四、检影结果的确定方法

当检查者刚好位于被检者的远点上时，可以看到中和点的反光。此时瞳孔充满亮光，无带状影光，无顺动、逆动。被检眼的视网膜与检影镜的窥孔共轭。因影动在远点处可以自身反转（如从顺动到逆动），所以中和点又称为反转点。

中和点找到了，说明检影已完成，其近视眼的屈光度也就客观地得到判断，近视眼屈光不正的程度等于远点距离的倒数，因为近视眼所戴的凹透镜为负值，所以在客观判断时应在眼前联合其远点距离的倒数。在检影过程中，大多数情况下中和点的测定是靠加一定的正球镜或者负球镜来得出的，对于顺动应在眼前加正球镜才能找到中和点；对于逆动应在眼前加负球镜才能找到中和点。如果在1m处找到中和点，不管检影完成时在被测眼前所加的试片是多少度，则客观判断结果在此所加镜片的基础上都必须联合 –1.00D（或减去 +1.00D）。

客观判断结果即应戴矫正眼镜度数与检影结果的计算关系式如下：应戴矫正眼镜度数（客观判断结果）等于达到中和时在被检眼前所加镜片度数减去中和点到被检眼距离（以 m 为单位）的倒数。为了便于计算，通常检影距离要选择一个整数的工作距离（如 100cm、67cm 或 50cm）。

知识点 4 检影验光的步骤

| 理论要求 |

1. 掌握模型眼球镜的检影验光步骤。
2. 掌握模型眼散光的检影验光步骤。
3. 掌握真实人眼的检影验光步骤。

一、模拟眼

模拟眼是专供检影练习的仪器（图 2-9），影动情况与真实眼相似，初学检影时，需用模拟眼练习。模拟眼结构如图 2-10 所示，模拟眼有一凸透镜，代替

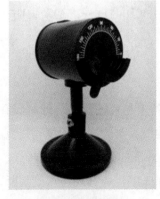

图 2-9 模拟眼

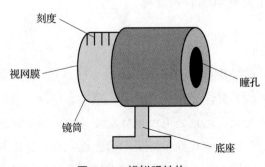

图 2-10 模拟眼结构

刻度
视网膜
镜筒
瞳孔
底座

眼屈光系统；可拉伸改变长度的镜筒，镜筒上有刻度，表示不同的屈光不正患者；凸透镜前有光圈，表示眼瞳孔，并可改变大、中、小3种瞳孔。初学者用检影镜将光束投射至模拟眼中，然后由模拟眼的眼底（模拟眼也可供练习检查眼底图）反射到检影孔，再到验光师的眼屈系统达眼底。模拟眼眼底反射光线在瞳孔区形成红光反射。改变模拟眼镜筒的长度，模拟单纯球性屈光不正，可显示为顺动、逆动。在模拟眼前的插片槽放置柱镜片，可以模拟散光眼的影动。

二、模拟眼的检影验光

（一）检影验光的一般准备

① 熟悉一下检影镜、模型眼和试镜箱。

② 准备软尺，以便于测量距离。

③ 准备半暗室，以便看清光带，也容易看清镜片上的度数。

④ 安置模型眼的高度，使其视轴跟我们的视轴平行。

（二）眼底反光和影动观察步骤

假设检查者位于出射光线的光锥中，远点位于检查者之前或者之后某个位置，通过检影法观察眼底反光跟影动。

① 观察是顺动还是逆动，及远点位于检查者之前还是之后。

② 如果看到顺动，加正镜片。当看到顺动时，因其远点位于检查者之后，需要加正镜片将远点移动至检影镜处，才可看见中和现象。

③ 如果看到逆动，加负镜片。当看到逆动时，因其远点位于检查者之前，需要加负镜片将远点移动至检影镜处，才可看见中和现象。

（三）确认工作距离

工作镜的屈光度等于工作距离的倒数，工作距离的单位为米（m）。

（四）避免逆动

在检影过程中，逆动的影动及速度判断比较困难，从顺动状态到达中和状态比较准确和有效，建议采用以下的中和步骤：

① 如果看见顺动，加正镜片（或减负镜片）直至中和。

② 如果看见逆动，加过度的负镜片，变逆动为顺动；而后减小负镜片的度数或者增加镜片度数，直至中和。

③ 寻找和确认中和点时，总是使用平面镜（套管上移）。

经过一些练习以后，我们可以模拟不同的屈光状态，进行深层次的研习，以提高检影验光的准确性和有效性。在模拟前，必须校准模型眼。

（五）校准

1. 准备

① 调整瞳心轴和视轴。放置模型眼，使其高度与检查者的视线等高，检查者的视轴与模型眼的瞳心轴一致。

② 确定检影镜与模型眼的距离为 67cm。可以使用长度为 67cm 的细绳，其一端刚好接触至模型眼的表面处。这个距离非常重要，需反复测量这个距离。可以了解自己的手臂长度，当检查者知道 67cm 在哪里，就能做到心里有数。

③ 光学的校正。右手拿检影镜，套管上移，两眼都睁开，用右眼看检影镜。从检影镜的窥孔看出去，将看到来自镜片表面上的两点微弱的反射光，利用其进行快速的光学校正的检查。

④ 将 +1.50D 的球镜片放在模型眼前的镜片槽内（尽量靠近模型眼），检查镜片的反射光。忽视眼底的基本红光反射，集中注意力观察工作镜上明亮的大的反射光带，光带的宽度和明亮程度取决于模型眼表面曲率。

⑤ 调至正视眼。调整模型眼的内套筒，使其零刻度线对准模型眼的外套筒的后缘。

2. 校正模型眼的步骤

① 调低暗室照明，调整检影光带于 90°或 180°子午线，将检影镜靠在检查者的眉弓上并且小幅度地摆动检影镜，使得光带在瞳孔区，沿着与光带的轴向垂直的方向扫过。距离模型眼 67cm 左右，两眼睁开，寻找眼底反光。看见眼底反光以后，按下面步骤进行。

② 先观察眼底反光的亮度和宽度，然后向前慢慢移近模型眼，直到距离近至 20cm 左右，连续观察眼底反光的亮度和宽度。然后，转动检影镜，可发现瞳孔区内的眼底反光带与外部光带的移动方向一致，这是顺动；继而慢慢远离模型眼，距离模型眼未超过 67cm 时，保持眼底反光光带的同向运动状态（顺动）。

③ 模型眼的校准。理论上讲，在 67cm 处，检影镜的套管处于上位，会看到中和点。当检查者靠近模型眼，会看到顺动；当检查者返回到 67cm 处，瞳孔区将充满影光即达到中和；移远至模型眼 67cm 以外，将会看到逆动（瞳孔内反光带与外部光带移动方向相反）。

如果在 67cm 处看到的不是中和，按照下面的步骤调整模型眼的眼轴长度：看到顺动时，将模型眼内套筒稍稍拉出一点，以增长眼轴；看到逆动时，则将模型眼内套筒稍稍推进一些以缩短眼轴，直到在 67cm 处看到的正好是中和。值得注意的是：通过眼轴的少量改变，检查者可以将中和点位置在 0 ~ 67cm 任意改变。校准完毕后，向模型眼靠近 7 ~ 10cm 时，将看到顺动；退回到 67cm 处时，瞳孔将充满影光，相对不动（也叫满月）。

④ 模型眼刻度的确认。初步校准完成后，检查模型眼套筒上对应的刻度。看零刻度是否正好对在正视 0 的位置上。多数模型眼屈光度有 1.00D 以上的偏差。完全校准的模型眼才是正视状态。如果有大于 1.00D 的偏差，应该重新标记，例如，如果在刻度 +1.00D 处刚好中和，那么模型眼的屈光读数应减少 1.00D。如果偏差较少（如小于 1.00D）或者在标记处接近 0，简单的方法就是记下这个刻度，在矫正屈光不正时，予以相应的镜片补偿，例如，在 -1.00D 到 0 的中间处模型眼刚好中和，提示误差是 -0.50D，如果想在模型眼上产生 -2.00D 的近视，可将刻度对准 -2.50D 的位置。

⑤ 确认校准。去除工作镜，将已经校准的模型眼套筒向外拉直至刻度对准 -1.50D，则为 -1.50D 的近视。重新进行检影，如果校准准确，在 67cm 处可再次看到中和，等同于有工作镜时正好中和。如果不是中和，也许是模型眼的刻度本身还有偏差。

⑥ 校正散光。重新插上 +1.50D 的工作镜，将模型眼调整到校正后的刻度 0，再次确认校准和距离。首先，选择垂直光带（90°子午线）进行检影，向前移近看到顺动；返回工作距离，看到中和。然后，将光带转至水平（180°子午线），重复检影。如果两子午线的中和点都在同一距离的位置；也可以检查 45° 及 135° 子午线的中和情况。通过比较这些子午线上光带的中和状况，学会进行"子午线比较"。若各条子午线是同等中和，证实该模型眼是球面的，即没有明显的散光。

⑦ 为避免模型眼不精确的校准引起的误差，可以用模拟镜片来产生未知的屈光状态。通过使用符号相反、度数相等的一对镜片，中和模拟的屈光不正。例如：-2.00D 的模拟镜片产生 +2.00D 的远视，需要用 +2.00D 进行中和。为了避免高度屈光不正带来的问题，模拟屈光不正应限制在 ±4.00D 以下。练习时注意将矫正镜片的片数减至最少，因为在模型眼上只有 3 个插槽。

（六）模拟屈光状态的检影练习步骤

① 校正模型眼为正视。加上工作镜，在检查者的工作距离上要确认是否达到中和。在最后一个插槽上加一个低度的模拟负镜片。

② 研究眼底反光。双眼睁开，套管处于上位。观察顺动还是逆动，如果看见顺动，思考应该使用什么镜片来中和？每隔 0.50D 增加镜片，直到在工作距离上看到中和，然后精确到以 0.25D 递减。如果有疑问，可保持微小的顺动。前、后移动来确认中和点。

③ 比较模拟镜片和矫正镜片（工作镜的度数除外），两个度数差异应该在 0.50D 以内。

④ 放上正的模拟镜片，重复上面的步骤，记住用足够的负镜来反转逆动，然后再减少负镜度数到达中和。看看误差是否也在 0.25D 以内。

⑤ 放上一个新的负的模拟镜片，这次开始使用左眼，左手拿检影镜。保持双眼睁开，在工作距离上观察。这样，交替改变镜片和眼，直到误差在 0.25D 以内才休息。

三、真实人眼静态检影

（一）准备

① 患者摘取其眼镜。

② 调整患者的坐高，使他的视线与检查者的视线高度相当。

③ 给患者戴上试镜架并使试镜架的瞳距与患者的瞳距相等，这时，患者正好从试镜架的中心看出。

④ 告诉患者，在整个检影验光过程中，两眼始终是睁开的。检查者不能挡住患者注视眼（未被检眼）的视线，如果挡住了，要求患者及时告诉医生。

⑤ 在检影验光过程中，检查者的两眼始终是睁开的，用右眼检查患者的右眼；用左眼检查患者的左眼。

⑥ 检影验光必须在半暗室中进行。

⑦ 确认工作距离是 67cm。

⑧ 检影镜的套管处于上位，上位即平面镜检影。

（二）检影验光步骤

要求患者左眼始终注视大视标（视力表上最大的视标，或者投影视力表上 0.05 的视标），首先检查患者的右眼。

① 插入工作镜，在 360°内转动检影镜的光带进行观察，初步确定被检眼的屈光状态是球面屈光不正还是有散光。特别注意观察散光的特征性变化。

a. 破裂现象（the break phenomenon）；

b. 厚度现象（the thickness phenomenon）；

c. 剪动现象（the skew phenomenon）；

d. 影动方向不同；

e. 影动速度不同；

f. 眼底反光的亮度不同。

② 如果是球面的屈光不正，要正确判断眼底影动是顺动还是逆动。

a. 如果是顺动，加正球镜度数，直到中和，然后进一步确认中和点。

b. 如果是逆动，加负球镜度数，先转为顺动，然后逐渐降低负镜片的度数，直到眼底反光不动，确认中和点。

c. 去掉工作镜，或者减去工作镜的度数，就是被检眼实际需要的屈光矫正度数。

③ 如果确定是散光，要分别确认两条主要子午线。

a. 转动检影镜的光带，首先找到没有破裂现象的两条主要子午线，然后分析影动方向。

b. 如果两条主子午线都是顺动，先用正球镜中和其中一条度数低的子午线，留另一条子午线顺动，继续用正柱镜中和，按标准确认中和点。

c. 如果两条主子午线都是逆动，先用负球镜中和，使两条子午线都变成顺动，一条子午线正好中和，留另一条子午线顺动，继续用正柱镜中和，按标准确认中和点。

d. 如果两条主子午线的影动方向相反，即一条顺动，另一条逆动，先用负球镜中和逆动的子午线使其中和，留另一条子午线顺动，继续用正柱镜中和，并按标准确认中和点。

e. 当第二条子午线也被中和以后，重新检查球镜中和的子午线，必要时调整球镜的度数，重新检查另外一条子午线，必要时调整柱镜的度数。

④ 达到中和以后，用凹面反光镜，重新检查所有的子午线，做出必要的调整。

⑤ 保留患者右眼总检影镜度数（工作镜 + 矫正镜）在试镜架上。重复步骤① ~ ④，中和左眼的屈光状态。左眼屈光不正中和以后，保持左眼的总检影镜度数在试镜架上。重新检验右眼，做出必要的调整。

⑥ 被检眼的屈光矫正度数，只要去除工作距离镜即可。也可以计算出来：工作距离 67cm 时，工作距离镜屈光度为 +1.50D，试镜架上镜片度数的代数和为 -5.00D，被检眼需要的屈光矫正度数等于 [-5.00 - (+1.50)]D = -6.50D；试镜架上镜片度数的代数和为 +5.00D 时，被检眼需要的屈光矫正度数等于 [+5.00 - (+1.50)]D=+3.50D。

⑦ 试戴最后的屈光度数（纯静态检影镜度数），分别测量两眼的矫正视力。

⑧ 记录。

a. 分别记录每一眼的纯静态检影镜度数。

b. 记录患者每一眼的矫正视力。

27

（三）注意事项

① 检影的环境应在暗室或半暗室进行，其目的是使被检眼的瞳孔放大，便于观察。

② 让被检者平视看远，以减少调节因素造成的误差。

③ 对于逆动的处理，应使距离变近才有可能找到中和点。

④ 检影镜所发出的入射光线以被检眼视轴的夹角适中为宜，大约在 15°，这样能准确判断光斑的顺动与逆动。

⑤ 检影时应以光斑中心的影动为准，以避免球面像差的因素造成的误差。

⑥ 尽量减少被检眼的光照时间，以避免光照时间过长刺激被检眼调节的产生。

⑦ 检查者应有良好的视力，来明确判断顺动或逆动以及中和状态的影动特点。

⑧ 检影达到中和时，应准确测定好中和点的距离，以便客观地准确判断被检眼的屈光状态及程度。

（四）综合验光仪上的负柱镜检影法

在综合验光仪上只有负柱镜，怎样使用负柱镜进行顺动的检影验光呢？推荐下面的方法，先进行球柱镜转换，同样能顺利地完成顺动光带检影。步骤如下：

① 先用球镜中和，然后在柱镜子午线上留剩余顺动。

② 将负柱镜的轴转向其垂直的子午线。

③ 用柱镜和球镜组合的新柱镜进行检影验光：即为了在某子午线上加 +0.25D 的柱镜（例如 90°），可以先在其垂直子午线上加 0.25D 的负柱镜（180°），再加 0.25D 的正球镜。

④ 每加 0.25D 的负柱镜，需要先加 0.25D 的正球镜。这样可以将正柱镜效应有效地转换到正确的子午线上。

当使用上述方法时，用负柱镜法则来细调柱镜的轴向和度数。

上述方法看起来比较复杂，练习几分钟后就会变得简单了。

为了防止错误，可先记录下验光仪上的验光结果，然后将其转换成正柱镜形式。

（五）综合验光仪检影验光步骤

① 消毒。综合验光仪与被测量者肌肤相接触的部位用酒精消毒。

② 调整。被测量者所坐位置高低和头部位置的调整，调整水平、瞳距和顶点距离。

③ 先右眼后左眼，综合验光仪窥孔中附属镜片左眼设置为"0"，右眼设置为"R"，R 只适用于 67cm 工作距离。

④ 让被检测者看着远处的视标，一般为最大的视标，如 0.05 的"C"字。

⑤ 检查者用右眼检查被检者的右眼。

⑥ 用负柱镜法检影中和散光。

⑦ 检查者用左眼检影被检者的左眼。

⑧ 用负柱镜的形式书写右眼的检影处方。

⑨ 仪器镜片和各个控制钮复原，盖上防尘罩，关闭电源。

⑩ 结束。

四、检影验光小结

（一）应用球镜

① 套上套管，观察影动。

② 应用球镜，直到在工作距离上见到各子午线的顺动。

③ 细调中和球镜度数，直到确认中和。

（二）估计散光轴向和度数

① 观察顺动的子午线，把套管往下推，观察有没有影光的增强。

a. 如果没有观察到影光增强现象，说明度数较低（小于 1.00D）。

b. 如果观察到影光增强现象，说明度数较高（大于 1.00D）。

② 在套管某一位置（影光增强），观察以下现象：破裂现象，厚度现象，亮度现象，剪动现象。

③ 套管下移，并在刻度尺上读出散光的轴向。

（三）中和散光

在初步确定的散光轴上，估计散光量，给予中和。

（四）重新精调球镜

调整球镜，如果有必要，在 67cm 工作距离上再找中和点。

在实践中，对每一个被检眼，都要按以上步骤来检查，形成一个好习惯，这是学好检影的捷径。

（五）影响检影验光度数准确性的主要因素

导致检影验光度数不准的因素包括不正确的检影工作距离、检影过程中没有始终对准被检眼的视轴、被检眼在检影过程中没有很好地固视在远视标上。当然，如果不能很好地把握中和点，不能确定主子午线，不能确定剪动等，必然不能获得准确和正确的验光结果。

思考题

1. 描述带状光检影镜的结构和规范使用方法。
2. 用文字或画图描述顺动、逆动、中和的影动特点。
3. 检影工作距离为何常选择 50cm 或 67cm？
4. 简述检影验光的光学原理。
5. 简述球性屈光不正检影验光的操作步骤。
6. 简述检影验光验证中和点的方法。
7. 影动的 3 个主要特征是什么？
8. 散光眼检影验光时影动的特点有哪些？
9. 简述散光眼检影验光确定主子午线有哪些方法。
10. 简述散光眼检影验光球柱法检影步骤。
11. 人眼检影与模型眼检影的区别是什么？简述人眼检影验光的规范步骤。

【实训项目 2】 检影镜结构及影动的观察

一、目标

掌握带状光检影镜的结构和规范使用方法；掌握模型眼的结构和模拟方法；掌握镜片箱的结构；掌握检影工作距离的确定；掌握球性屈光不正影动的判断。

二、工具与设备

带状光检影镜、光学模型眼、镜片箱、卷尺。

三、步骤

（一）带状光检影镜的结构和使用

（1）熟悉带状光检影镜的结构和各部分名称（图 2-11）。

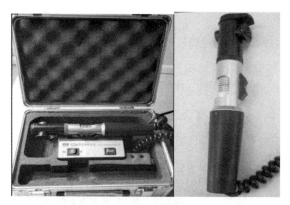

图 2-11　检影镜

（2）熟悉带状光检影镜的规范使用方法（图 2-12）。

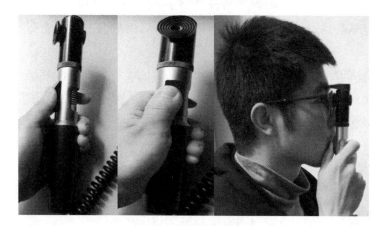

图 2-12　检影镜的使用方法

（二）模型眼的结构

熟悉模型眼的结构和模拟方法（图 2-13）。

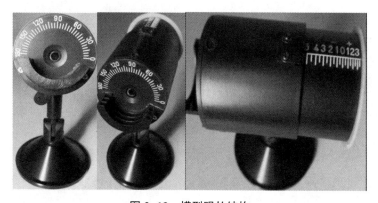

图 2-13　模型眼的结构

（三）镜片箱的结构

熟悉镜片箱（图 2-14）的结构和各类镜片的名称、作用。

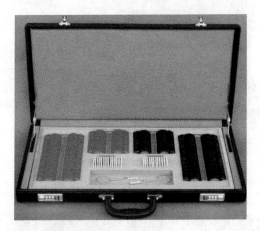

图 2-14　镜片箱

（四）工作距离的确定

（1）使用卷尺测量并固定模型眼瞳孔平面到验光师检影镜之间的距离（50cm 或 67cm）。

（2）验光师伸出一手臂，记住 50cm 或 67cm 对应手掌的哪个关节；以后验光师的手臂就是尺子。

（五）球性屈光不正影动的判断

（1）半暗室，调整模型眼的位置，保持与验光师的视线等高。

（2）检影镜套管分别置于上位和下位，固定工作距离（50cm 或 67cm），模型眼分别设置在 +3.00DS 和 -5.00DS，观察影动类别。

（3）检影镜套管上位，模型眼设置在 -2.00DS，检影距离从近逐渐移远，观察影动变化。

（4）检影镜套管上位，固定检影距离（50cm 或 67cm），模型眼眼轴刻度分别从 +4.00DS、+3.00DS …… -5.00DS 变化，判断影动类别。

（5）检影镜套管上位，固定检影距离（50cm 或 67cm），运用镜片箱和模型眼刻度联合分别设置 +10.00DS、+6.00DS、-12.00DS、-8.00DS，判断影动类别。

四、操作记录

（1）固定工作距离（50cm 或 67cm），记录套管不同状态时所观察到的影动类别，见表 2-1。

表2-1　　　　　　　　　　　　　　检影结果记录表

模型眼套管刻度	影动类别 （套管上位）	影动类别 （套管下位）
+3.00		
−5.00		

（2）模型眼套管固定设置在−2.00DS，记录不同距离所观察到的影动类别，见表2-2。

表2-2　　　　　　　　　　　　　　检影结果记录表

观察距离	影动类别	观察距离	影动类别
20cm		50cm	
30cm		60cm	
40cm		70cm	

（3）检影镜套管上位，固定检影距离50cm或67cm，记录模型眼眼轴设置不同刻度所观察到的影动类别，见表2-3。

表2-3　　　　　　　　　　　　　　检影结果记录表

模型眼套管刻度	影动类别	模型眼套管刻度	影动类别
−5.00DS		0DS	
−4.00DS		+1.00DS	
−3.00DS		+2.00DS	
−2.00DS		+3.00DS	
−1.00DS		+4.00DS	

（4）检影镜套管上位，固定检影距离50cm或67cm，记录不同模拟度数所观察到的影动类别，见表2-4。

表2-4　　　　　　　　　　　　　　检影结果记录表

模拟度数	影动类别	模拟度数	影动类别
+10.00DS		−12.00DS	
+6.00DS		−8.00DS	

【实训项目 3】 模型眼球镜的检影

一、目标

掌握影动的 3 个主要特征；掌握球性屈光不正的检影步骤。

二、工具与设备

带状光检影镜、光学模型眼、镜片箱、卷尺。

三、步骤

（一）影动特点的判断

固定工作距离（50cm 或 67cm），检影镜套管上位。

（1）模型眼刻度分别设置在 +1.00DS、+5.00DS、+10.00DS，观察影动类别、速度、亮度、宽度的区别。

（2）模型眼刻度分别设置在 –3.00DS、–6.00DS、–12.00DS，观察影动类别、速度、亮度、宽度的区别。

（二）球性屈光不正的检影

（1）半暗室，调整模型眼的位置，保持与验光师的视线等高。

（2）检影镜套管上位，固定工作距离（50cm 或 67cm），运用镜片箱和模型眼刻度联合设置不同屈光度数的球镜。

（3）判断所观察到的影动类别和特点，运用"顺动加正球镜（减负球镜）、逆动加负球镜（减正球镜）"的原则寻找中和点。

（4）运用套管上下位、±0.25DS、移近移远法验证中和点。

（5）记录粗检影镜度数，粗检影镜度数减去工作距离镜度数得到纯检影镜度数为屈光不正度数。

四、操作记录

（1）影动特点的判断与记录，见表 2–5。

表 2-5 检影结果记录表

模拟度数	影动类别	速度	亮度	宽度
+1.00DS				
+5.00DS				
+10.00DS				
-3.00DS				
-6.00DS				
-12.00DS				

（2）球性屈光不正的检影与结果记录，见表 2-6。

表 2-6 检影结果记录表

套管刻度	附加球镜	模拟度数	工作距离	粗检影镜度数	纯检影镜度数

【实训项目 4】 模型眼散光的检影

一、目标

掌握散光眼的模拟；掌握散光眼影动判断与检影步骤。

二、工具与设备

带状光检影镜、光学模型眼、镜片箱、卷尺。

三、步骤

（一）散光眼的模拟与影动特点的判断

（1）运用镜片箱和模型眼刻度联合设置散光眼，球镜部分用模型眼眼轴套管设置，柱镜部分运用镜片箱内的柱镜设置；所模拟的散光眼球镜度数即模型眼眼轴刻度度数，柱镜度数即模拟柱镜片度数但符号相反、轴向不变。

（2）观察所模拟散光眼的影动，判断各子午线的影动类别和特点。

（二）散光眼的检影

（1）半暗室，调整模型眼的位置，保持与验光师的视线等高。

（2）检影镜套管上位，固定工作距离（50cm 或 67cm），运用镜片箱和模型眼刻度联合设置不同屈光度数的散光眼（先模拟高散光眼，逐渐过渡至中低散光眼）。

（3）判断所观察到的影动类别和特点，根据破裂现象确定散光眼的主子午线，选择其中一条主子午线运用球镜中和，另一条主子午线运用柱镜中和，柱镜轴像与子午线方向一致。

（4）运用套管上下位、±0.25DS、移近移远法验证中和点。

（5）记录粗检影镜度数，粗检影镜度数减去工作距离镜度数得到纯检影镜度数为屈光不正度数。

四、操作记录

（1）散光眼的模拟与影动特点的判断，见表2-7。

表 2-7 检影结果记录表

套管刻度	附加柱镜	模拟度数	影动特点
0	−5.00×90		
+3.00	−4.00×180		
0	+5.00×90		
−4.00	+4.00×180		
−3.50	−4.50×90		
−4.50	−3.00×50		
+2.00	+1.00×130		

（2）散光眼的检影与结果记录，见表 2-8。

表 2-8　　　　　　　　　　　　　　检影结果记录表

套管刻度	附加柱镜	模拟度数	工作距离	粗检影镜度数	纯检影镜度数

【实训项目 5】　真实人眼的静态检影

一、目标

掌握真实人眼的静态检影步骤。

二、工具与设备

带状光检影镜、视力表、镜片箱、卷尺。

三、步骤

（1）半暗室，摘掉被检者的眼镜，选择合适的试镜架。

（2）调整高度，使被检者视线与验光师等高。检影镜套管上位，控制工作距离（50cm 或 67cm）。

（3）选择远处固定的大的视标，叮嘱被检者在整个检查过程中都必须保持两眼睁开并注视视标，如有遮挡立刻报告。

（4）检查顺序：右眼－左眼－右眼。验光师在整个检查过程中也保持两眼睁开和三左三右（检查右眼时，验光师用右手持检影镜，用右眼检影；检查左眼时，验光师用左手持检影镜，用左眼检影）。

（5）检影镜投射光带按以下方向依次观察影动：90°→180°→45°→135°，注意影动的类别、亮度、速度、宽度，以及有无剪动、破裂和厚度现象；根据影动特点，按照球镜中和步骤或散光眼中和步骤进行中和。

（6）运用套管上下位、±0.25DS、移近移远法验证中和点。

（7）记录粗检影镜度数，粗检影镜度数减去工作距离镜度数得到纯检影镜度数为屈光不正度数。

（8）分别测量并记录双眼矫正视力。

四、操作记录

人眼的检影与结果记录，见表 2-9。

表 2-9 检影结果记录表

被检者姓名	工作距离	粗检影镜度数	纯检影镜度数

项目三 客观验光的其他方法

|学习目标|

　　掌握电脑验光仪的特点和操作方法；理解角膜曲率计在验光中的作用；掌握角膜曲率计的原理与用法；理解镜片测度仪在验光中的作用；掌握镜片测度仪的原理与用法。

知识点 1　电脑验光

|理论要求|

1. 掌握电脑验光的原理。
2. 掌握电脑验光的特点。
3. 熟悉电脑验光仪的结构与操作。

一、电脑验光的原理

　　大部分电脑验光仪的设计原理基于间接眼底镜，使用了两个物镜或聚焦镜和一个分光器，光源直接由瞳孔缘进入，检测光标可以沿着投影系统的轴向移动，位于前焦面的投影镜片，其像将在无穷远处，则在正视眼的视网膜上清晰聚焦；如果被检眼为屈光不正眼，检测光标前后移动，使得其像在视网膜上聚焦，大部分电脑验光仪就是通过改变进入眼睛的光线聚散度来使光标清晰地成像在视网膜上而自动计算眼的屈光度，如图 3-1 所示。

　　首先由红外线发射器发出红外线，通过光学系统射到被测眼视网膜上，由此再返回，经过光学系统投射到探测器上，将测得的信号转变为电压，经过电子计算机系统，将测得的各种数据用数字显示出来，并可将数据经热敏打印器打印后输出机外。

几乎所有的验光仪都要求被测者注视测试光标或光标像，结果刺激了调节而使得检测结果近视过矫或远视欠矫。虽然测试光标通过光路设计在无穷远处，但由于仪器非常靠近被测者的脸部，仍然会诱发近感知调节，使得测试结果存在一定的误差。因此，在较先的电脑验光仪的设计中，将测试光标"雾视化"，在测量开始前，被测者先看到一个"雾视"光标，以此来放松调节。

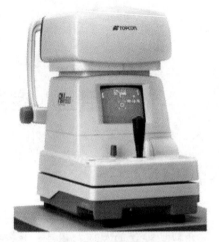

图3-1　电脑验光仪

上述验光仪均采用可见光，因此这些仪器的所有视标对于被检者均是可见的，其缺点就是不能有效控制被检者产生调节现象，同时随着从视标来的光线的聚散度发生改变，对被检者的调节刺激也发生改变。如何将测试视标设计成对被检者来说是不可见的，仅让被检者看一种经特殊设计以鼓励其放松调节的独立注视视标，红外线电脑验光仪据此而生。

二、电脑验光仪的特点

（1）调节控制　对于大多数验光方法，调节的控制尤其重要。几乎所有的验光仪都要求被检者注视测试光标或光标像，结果刺激了调节而使得检测结果近视过矫或远视欠矫。虽然测试光标通过光路设计在无穷远处，由于仪器非常靠近被检者的脸部，就诱发了近感知性调节。因此在设计过程中，将测试光标"雾视化"，在测量开始前，被检者先看到一个"雾视"光标，以此来放松调节，但无法完全去除近感知性调节。

（2）检测光线为红外光　目前使用的电脑验光仪的检测光线均采用波长为800～950nm的红外光。原因为：① 红外线被眼内组织吸收较可见光少，经眼底反射的光线较多。因此，检测光线经过眼内媒质后光线能量损失较少，尤其是对于测量屈光媒质混浊的眼睛来说比较重要。② 对被检眼来说，检测视标和检测光线不可见，较好地克服了测量视标引起的调节问题。

三、电脑验光仪的结构

电脑验光仪的结构如图3-2所示，其基本结构由以下主要部分组成。

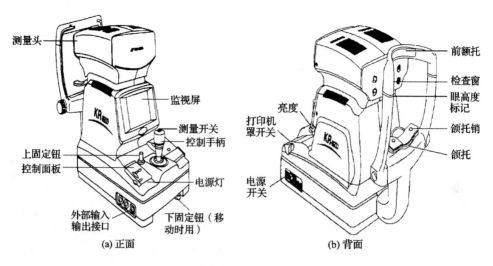

图 3-2 电脑验光仪

（1）电源开关和电源灯 打开电源开关，电源灯亮。节电模式时电源灯闪烁。

（2）监视屏 显示测量状态、参数、被测眼位置、测量结果等。

（3）上下固定钮 搬动仪器时需要将固定旋钮拧紧，平时使用完毕后也需将固定旋钮拧紧。测量时松开固定旋钮方可移动机身，否则将损坏仪器。

（4）控制面板 有打印开关、菜单栏开关和人工晶状体开关等。

（5）控制手柄 顺时针旋转控制手柄可升高测量头，逆时针旋转则降低测量头，左右移动控制手柄可分别对其测量，前后移动控制手柄可使图像聚焦清晰。

（6）测量开关 当监视屏中央的光点位于校正标记中央且聚焦最清晰时，按下测量开关，电脑验光仪开始测量。如为自动模式，聚焦清晰时自动测量，无须按下测量开关。

（7）测量头和检查窗 电脑验光仪测量装置所在的位置，测量时被检者的眼睛要固视测量窗内的图像。

（8）颌托、前额托和眼高度标记 顾客的下颌要放在颌托上，额头紧贴前额托，保持头位不动。测量前需要调整高度，使顾客眼外眦对其眼高度标记。

四、电脑验光仪的操作

1. 准备

仪器设备消毒；打开电源开关；调整仪器和被检者眼睛处于的高度，直到被检者外眦角与支架上的高度标准对齐。

2. 操作步骤

① 开启电源，嘱被检者右眼注视雾视视标。

② 旋动手轮，调整上下高度，使被检者眼影像位于观察屏幕中部。

③ 推动控制手轮，使机位前后移动，直至被测眼清晰聚焦。

④ 调试控制手轮，使机位上下左右微量移动，直至观察屏光标纳入被测眼瞳孔中心。

⑤ 电脑自动验光仪在焦距对准后，观察屏自动显示处方结果（图 3-3）。

⑥ 重复以上步骤，测量左眼。

⑦ 打印测量结果。

3. 注意事项

① 叮嘱被检者头部放正，尽量少眨眼，尽量少转动眼球。

② 每只眼测量至少 3 次，取平均值。

③ 测试结果显示"ERROR"，表示测试失败，提示被测眼可能有不规则散光、角膜瘢痕、白内障等症，或者测量时被测眼不配合。

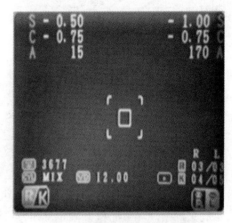

图 3-3 电脑验光仪显示界面

知识点 2 角膜曲率计

|理论要求|

1. 理解角膜曲率计在验光中的作用。

2. 掌握角膜曲率计的原理和特点。

3. 熟悉角膜曲率计的结构和操作。

由于角膜屈光力占人眼总屈光力的 2/3，因此通过角膜的曲率测量可以了解人眼总屈光力的情况。同时，由于人眼散光大部分来自角膜，因此在验光和处方分析方面，角膜曲率数值非常重要。这一节介绍光学角膜曲率计及其应用。

一、角膜曲率计在验光中的作用

角膜曲率计用于测量眼球角膜前表面距中心约 3mm 区域的各条子午线的弯

曲度，即曲率半径及曲率，从而可确定角膜有无散光及散光度和轴向。角膜曲率计的临床作用如下。

① 在隐形眼镜的验配过程中，可以根据顾客的角膜前表面的主子午线的曲率半径来选择镜片的基弧。在选择镜片基弧时以镜片的基弧等于或略大于角膜前表面的主子午线的曲率半径为准则，可用下面公式得出：

$BC = $ 两条相互垂直的主子午线的曲率半径的和 $/ 2 \times 1.1$

如：测得两条相互垂直的主子午线的曲率半径为 7.6mm 和 7.8mm

则 $BC = （7.6+7.8）/ 2 \times 1.1 = 8.47（mm）$

② 对隐形眼镜配戴后松紧程度的评估。检测时，令配戴者眨眼，若配戴良好，视标像始终清晰不变；若配戴过松，眨眼前视标像清晰，眨眼后视标像立即模糊，片刻后又恢复清晰；若配戴过紧，眨眼前视标像清晰，片刻又恢复模糊。

③ 角膜曲率计检测结果可以用来判断被测眼散光的度数、轴向及判别散光的类型。正常角膜曲率读数可以使用曲率半径（单位：mm）也可以使用屈光度（单位：D），在验光中，一般采用屈光度表达比较方便，可以直接提供角膜散光的情况，如：43.00D@180/44.00D@90，就可以直接获得该角膜为 1.00D 的顺规散光。

屈光度为单位的主要价值还在于便于接触镜验配师计算残余散光量（配戴硬性球性接触镜），因为泪液的折射率与角膜曲率计计算角膜总屈光度的折射率很接近，用角膜曲率计测出的散光量相似于由戴接触镜后的"泪液镜"的中和量，所以通过比较角膜曲率计测出的角膜散光量和验光测出的总散光量，就能迅速估算出残留散光。

若验光中有散光，用角膜曲率计检测无散光，说明该散光全部是眼内散光。若验光中有散光，用角膜曲率计检测也有散光并且两者散光度相等，轴向一致，说明该眼的散光全部是角膜散光。若验光中的散光度与角膜曲率计检测的散光度不等并且轴向不一致，说明散光度是由角膜散光和眼内散光混合而成的。若验光中无散光，用角膜曲率计检测有散光，这就说明角膜散光与眼内散光度数相等，而且符号相反，轴向一致，两者相互抵消。此散光可以用球镜矫正。

④ 对于某些角膜病如圆锥角膜、扁平角膜等，角膜曲率值可作为诊断依据。对于人工晶体植入术前植入度数的测定以及各种屈光手术的设计与结果分析，都需要进行角膜曲率的测量。此外，角膜曲率测量还可以了解角膜是否规

则、泪液分泌及泪膜情况。

二、角膜曲率计的原理

角膜曲率计是利用角膜的反射性质来测量其曲率半径的。其设计原理为当物体发出的光线到达眼球各曲折面时，一部分光线反射回来，形成反射像，即Purkinje 像，像的大小与球面的曲率半径成比例，根据 Purkinje 现象即可间接测量角膜屈光面的弯曲度，即曲率半径。

角膜曲率计最初由 Helmholtz 于 1856 年设计完成，其主要构成为一短距望远镜，检查者的窥孔分为单目或双目，窥筒内有两个物镜，窥筒前方两侧有不同的图像，图像经过其后的光源照射到角膜表面，再形成虚像反射到窥筒内的目镜，检查者即可通过目镜进行观察，利用角膜反射映射来测定角膜的曲率。

目前临床上常用的角膜曲率计主要有 3 种类型，以 Javal-Schiotz 角膜曲率计为代表的角膜曲率计、以 Baush-Lomb 角膜曲率计为代表的角膜曲率计和现代角膜曲率计。

1. Javal-Schiotz 角膜曲率计

又称角膜散光计（keratometer），由装有红绿灯的可自由转动 180°的弧形弓和带有凸透镜与三棱镜的望远系统组成（图 3-4）。在弧形弓的两侧装有两个可以移动的乳白色玻璃镜面，一个镜面上画有长方形标志，另一镜面上画有梯形标志。当电源灯亮后，乳白色玻璃镜面上的两个标志将投影于形似凸透镜面的患者角膜上，在角膜上所形成的反射虚像经过一系列物镜及双像棱镜而成为实像。通过测量角膜各子午线的弯曲度，来判断角膜有无散光以及散光的程度。

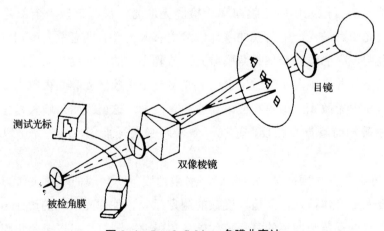

测试光标

目镜

双像棱镜

被检角膜

图 3-4　Javal-Schiotz 角膜曲率计

2. Baush-Lomb 角膜曲率计

也是临床上常用的一种角膜曲率计（图3-5），该仪器的特点是在测量角膜两主子午线屈光度时不必旋转仪器，机器上的多个调控旋钮为仪器操作提供了很大的方便。检查者可从目镜中看到3个圆环并各有一对正负号标记，检查时使用调控旋钮使相邻的两个环正号和负号重叠，由此测出相互垂直子午线的曲率半径和屈光度。

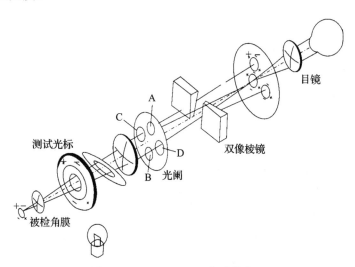

图3-5　Baush-Lomb 角膜曲率计

3. 现代角膜曲率计

与早期的角膜曲率计相比，现代角膜曲率计读数准确且操作简便、省时，对具有正常范围屈光力（40～46D）的规则角膜，具有很高的准确性和可重复性，精确度可达 ±0.25D（图3-6）。其特点有：① 可调整目镜使得检查者的眼睛能清晰聚焦。② 可调整颌托和头靠，使得检查过程中被检者的头位能固定；手柄可上下移动，调整仪器高度与被检者的眼睛在同一水平线上。③ 两个度数转轮可测量两主子午线的曲率。④ 有轴向的刻度，可表达两主子午线的位置，曲率计的整个筒体可以转动。⑤ 光标投射到被检者的角膜；焦距控制柄可以前后移动，将光标清晰地聚焦在被检者的角膜上。

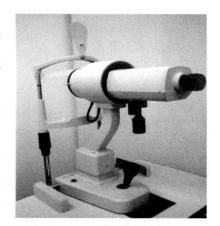

图3-6　现代角膜曲率计

三、角膜曲率计的特点

1. 角膜曲率计的优点

对具有正常范围屈光力（40～46D）的规则角膜，具有很高的准确性和可重复性，精确度可达 ±0.25D。对于自动角膜曲率计，可通过显示屏角膜影像环将角膜屈光状态反映出来。无角膜散光时，影像环为圆形；规则散光时，影像环为椭圆形；不规则散光时，影像环为不规则形。检查结果可自动打印；在测量范围内无读数误差；操作简便、快捷；容易维护，一般不需维修；比角膜地形图价格低，手控角膜曲率计则更为经济。

2. 角膜曲率计的局限性

① 测量区域的局限性。其测量点是取自角膜同一子午线各距角膜中心 1.5～2mm 的两个对应点。因此，它既不能反映角膜中央 3mm 区域内以及角膜周边的曲率分布情况，也不易发现圆锥角膜。

② 测量范围的局限性。对过于平坦或过于陡峭的角膜，特别是屈光力大于 50D 时，曲率计将失去准确性。

③ 测量的假设性。设计上将角膜假设为对称的规则圆柱体；因此对病变角膜及不规则角膜，可导致曲率值及轴向的错误；在自动角膜曲率计角膜有严重不规则性散光时，它只能通过角膜影像环从形态上反映，而不能从量上体现，也无法显示和打印。

四、角膜曲率计的操作

1. 准备

① 消毒颌托和头靠。

② 被检者摘掉其眼镜或者角膜接触镜。

③ 目镜聚焦。

④ 打开电源开关。

⑤ 逆时针方向旋转可调整目镜到最大限度。

⑥ 将一张白纸放在角膜曲率计前面，反射照明目镜内的"十"字线。

⑦ 顺时针方向缓慢转动目镜，直到"十"字线首次出现清晰为止。

⑧ 调整椅子和仪器的高度，直到被检者和检查者的位置均舒适为止。

⑨ 松开锁定钮（一般的角膜曲率计都有这个结构）。

⑩ 指导被检者将下巴放入下颌托，额头靠入头靠。

⑪ 升降颌托，直到被检者的外眦角与支撑架上的高度标志对准。

2. 操作步骤

① 从仪器的外面，通过升降和前后移动角膜曲率计的筒体，检查者应看到被检者右眼角膜前面的视标像位置。

② 指导被检者眼睛平视前方，从仪器的筒体中找到自己眼睛的反射像。

③ 从角膜曲率计的目镜中观察，直到看到 3 个环对应到被检者的角膜。

④ 调节手柄使 3 个环保持清晰，并使黑"＋"字正好落在右下环当中。

⑤ 锁定仪器（部分仪器没有这一项，根据厂家的要求设定）。

⑥ 调整水平和垂直的度数转轮，直到光标像靠得很近。

⑦ 为了确定患者角膜的两条主子午线，旋转角膜曲率计的筒体，直到光标像的水平支线能完全延续。

⑧ 调整水平度数转轮，直到水平光标像完全重合（图 3-7）。

⑨ 调整垂直度数转轮，直到垂直光标像完全重合（图 3-7）。

⑩ 整个检查过程中，有时有必要重新定位和聚焦。

⑪ 通过观察角膜反射像可了解角膜的完整性。

⑫ 如步骤①所示将角膜曲率计的筒体移到被检者的左眼前。

⑬ 重复②~⑪步检测左眼的角膜曲率。

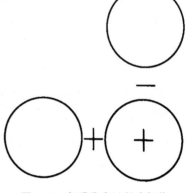

图 3-7　角膜曲率计的光标像

3. 记录

① 分别记录每一只眼的检测结果。

② 记录水平子午线（第一子午线）的度数和方向。

③ 记录好水平子午线以后，画一条斜杠，然后记录垂直子午线（第二子午线）的度数和方向。

④ 用屈光度大小记录角膜散光量。

⑤ 记录散光的类型。

⑥ 顺规（WR）：垂直方向度数较大。

⑦ 逆规（AR）：水平方向度数较大。

⑧ 斜向（OBL）：主子午线在 45° 和 135° 的左右各 15°。

⑨ 不规则：两条主子午线的方向不相垂直。

【举例】

角膜曲率计读数为：

H（水平）41.00D   8.24mm   175mm

V（垂直）43.75D   7.72mm   85mm

记录为：41.00@175   43.75@85 或 8.24@175   7.72@85

平均角膜曲率：42.37D

平均角膜基弧：7.98mm

角膜散光：−2.75×175，WR

4. 注意事项

① 由于生产厂家的不同，角膜曲率计的设计和结构也有所不同，检查者在使用角膜曲率计以前需要了解厂家提供的信息。

② 光线经角膜反射后不是来自角膜的中央，而是主光轴两侧的小区域，这两个区域的大小取决于角膜曲率计物镜光圈的大小。角膜曲率计的设计基础是假定这两个区域是球面，实际上人们早就知道，正常的角膜不是球面，而是向周边逐渐平坦。由于不同的角膜曲率计光标反射的角膜区域不同，所以用两个不同的角膜曲率计测同一角膜时会有两个不同的读数。由于角膜曲率计仅仅表达角膜的小区域，验光师在患者随访时要注意，有时候角膜不规则位于被测区域之外，这时只看角膜曲率计读数也是正常的。

知识点 3   镜片测度仪

|理论要求|

1. 理解镜片测度仪在验光中的作用。

2. 掌握镜片测度仪的原理和操作。

3. 熟悉镜片测度仪的结构和类型。

一、镜片测度仪在验光中的作用和原理

镜片测度仪是眼镜片和角膜接触镜的检测仪器，主要用于检测眼镜片和角膜接触镜的光学参数、几何参数、表面质量及含水量。其中光学参数检测尤为重要。

镜片测度仪也称焦度计（lensmeter）或屈光度计，用于眼镜片和角膜接触镜的光学参数测量，是视光学的重要光学测试仪器，主要测量球面镜片屈光力，柱面镜片屈光力及其轴位方向，镜片棱镜度及其基底方向，并能确定镜片的光学中心。

眼镜片屈光力的测量，实质上就是测量镜片的焦距。知道了焦距，就可知道镜片的屈光力度数。镜片测度仪的光学原理，如图3-8所示。它主要由照明系统和观察系统组成。它的照明系统实际是一个准直器形式的聚光系统，观察系统是一个望远镜。

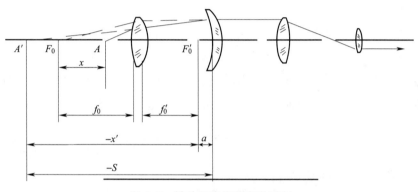

图3-8　镜片测度仪的光学原理

准直器的作用是使可移动的十字分划板（movable target）成像于无穷远。当仪器读数在零位时，被照明的分划板位于准直物镜的第一焦点上。分划板上的一点经准直物镜后发出的是平行光束；经望远物镜后，正好成像于目镜的分划板上。当正的被测镜片加入仪器光学系统后，要使光线离开被测镜片后仍平行，分划板需自零位移向准直物镜；若是加入负的被测镜片，则移动方向反之。

在图3-8中，当被测镜片位于准直物镜第一焦点 F_0，设分划板移动距离为 x 即位于 A，像移动距离为 x' 即位于 A'；F_0' 为准直物镜第二焦点，准直物镜焦距为 f_0'，被测镜片焦距为 f'，据牛顿物像公式：

$$xx' = -f_0'^2$$

$$x' = \frac{f_0'^2}{x} = S$$

由镜片屈光力定义，屈光力 $D = -\dfrac{1}{S}$

$$D = \frac{x}{f} \tag{3-1}$$

f'^2_0为常数，可见镜片屈光力同 x 呈线性关系。

准直物镜和望远物镜一般都是采用双胶合透镜，这主要是为了消除色差。

为确保仪器的灵敏度，准直物镜的焦深不能过长；在焦距确定后，应选择足够的通光口径，以限制焦深。

目镜可采用通用的冉斯登目镜，其视场直径为 18mm。故准直器分划板通光 $\Phi = \Phi_目 / \beta$（$\Phi_目$ 为目镜视场大小，β 为将准直物镜和望远物镜看作一个光系统时的放大倍率）。

在作棱镜度测量时，准直器分划板中心发出的光束经棱镜后将变成望远镜的轴外光束而进入望远镜。在作望远镜通光口径计算时应考虑这一因素。设望远镜焦距为 60mm，测量 $5^\triangle$ 时，则此轴光线的主光线偏斜量为：$\tan\alpha \times 60mm = 3mm$（$\alpha$ 为偏斜角）。

分划板 A 的图像设计成十字线。对于柱面散光镜片，由于柱面轴线方向和垂轴方向有不同的屈光力，十字线中的垂直线和水平线不能同时调焦清晰。转动分划板（即转动轴位手轮）并分别对十字线中的一条分划线及另一条分划线进行调焦，便可测得互相垂直的两个方向上的屈光力。两者之差，即为散光度。

二、镜片测度仪的基本结构和类型

1. 镜片测度仪的基本结构

镜片测度仪的基本结构如图 3-9 所示。

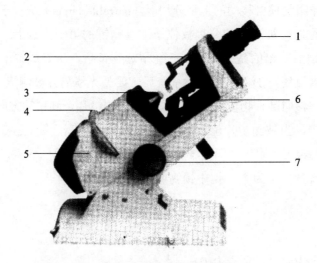

图 3-9 镜片测度仪的结构

1—调节圈 2—导杆 3—测帽 4—手轮 5—照明灯室 6—镜片台 7—顶点屈光力手轮

（1）目镜视度调节圈　由于各人眼睛视度不同，观察仪器时需要调节。转动目镜视度圈调节至目镜中的分划线看清即可。

（2）固定镜片的导杆　推拉镜片导杆，即可使镜片夹紧或取出。

（3）测帽　在测量中，将镜片靠着测帽渐渐移动，使目镜中看到的十字线中心位于目镜视场中心，方能测量屈光力。如这样移动始终不能使十字线位于中心的，则一定是有棱镜度的镜片。

（4）散光轴位角测量手轮　转动手轮，可测量柱面散光片轴位角和镜片棱镜度角度截面方向。

（5）照明灯室　转下后盖，即可调换灯泡。

（6）镜片台　松开镜片台下小手轮，即可自由升降镜片台，到所需位置后，转紧小手轮即能固定镜片台。

（7）顶点屈光力手轮　转动手轮能在目镜视场中找到清晰的十字分划板的像。这时手轮上的读数，即为屈光度数。

2．关于误差的若干问题

在理论上，从式（3-2）得知，屈光度 D 同分划板位移 x 呈线性关系。但实际上，由于各种镜片的曲率不同，仪器对镜片顶点的定位必然存在误差。此外，当然也存在由于制造带来的误差。现建立本仪器的工作方程，以进行误差分析。

$$-S = a - x'$$
$$-S = a + \frac{f'^2}{x}$$
$$又 \ x' = -\frac{f'^2}{x} （牛顿式）$$

则
$$D = -\frac{1}{S} = \frac{x}{ax+f_0'^2} \tag{3-2}$$

式（3-2）为仪器的工作方程。

对式中各变量取偏微分，经化简整理后得：

$$\Delta D = \pm D \sqrt{\left(\frac{\Delta x}{x}\right)^2 + 4\left(\frac{\Delta f_0'}{f_0'}\right)^2 + \left(\frac{D}{1000}\right)^2 (\Delta a)^2} \tag{3-3}$$

可见，对于测量某 D，其误差取决于 x、α、$f_0'^2$ 这 3 个量。

① 由 α 所造成的误差，是本仪器的原理误差。只要 α 存在，这一误差就存在；只有当 α 为 0 时，式（3-2）成立，这一误差不存在。在测量低屈光力时，α 随曲率的增大而增大，为减少这一误差，测帽口径不宜太大，一般在 6～7mm，也可采用在测帽上加修正圈的方法，以减少 α 所引起的误差。考虑到这一因素的存在，在检测本仪器精度时所用的标准镜片的曲率，要有一合理的

选择。

② 划板移动量 x 的误差，主要取决于导轨直线性及同光轴的平行性、读数手轮的刻度误差、偏心误差等机械制造和装配上的误差，它们是有关机械零部件设计中确定误差的依据。

③ 通常，作为光学测试仪器，准直物镜的焦距应大于被测物镜焦距，为提高精度，本仪器的准直物镜要尽可能选用较大的焦距。这样，一方面可使焦距的误差较小，另一方面可增加相应的分划板位移量［式（3-2）］，这对于提高手轮的相应转角，增加读数手轮分划值，提高读数精度，都是有利的。

④ 在测量高屈光力镜片时，准直物镜焦距误差起主要作用，因此，在准直物镜的设计、加工、装配及测试的各环节都要引起足够的重视。

3. 焦度计的其他类型

（1）投影式焦度计　投影式焦度计（图 3-10）是将十字分划板像投射到投影屏（如毛玻璃）上，检测者不需通过目镜而是直接观察投影屏。投影式焦度计的优点就是克服了因目镜对焦不准而造成的测量误差。在做教学演示时，投影式焦度计更直观，具有示范性。但是其最主要的缺点是投影屏周围的光线将影响焦度计的测量观察。

（2）自动焦度计　自动焦度计（图 3-11）的特点就是不再需要检测者作判断，检测者仅将镜片放入正确位置，操作按钮，镜片的屈光力就自动显示出来，测量迅速快捷。

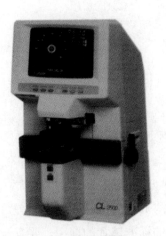

图 3-10　投影式焦度计

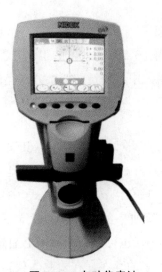

图 3-11　自动焦度计

为了了解自动焦度计的工作原理，首先要了解当光线通过球面镜片时的折射情况。光线的折射偏移程度取决于镜片的屈光力，通过测量光线的偏移程度，然后将其转换为屈光力。但是，这种测量方式有一个缺点，就是当镜片中心定位不准确时，就可能发生测量误差。但中心定位问题可以通过以下方法来解决，即采用两束光线，这样的测量设计不受中心定位不良问题的干扰，而且可以通过两光束中点测量任何一点的棱镜效应。为了能测量镜片的柱镜，至少需要4束光束。测量结果是一个椭圆形，根据其中最大和最小子午线就可确定柱镜的轴位。

自动焦度计一般使用4束光线，一个探测头记录光线经过检测镜片后的光线位置，然后输入电脑系统分析，最后显示测量结果。

三、镜片测度仪的操作

1. 普通球面镜片屈光力的测量

先调节目镜圈，看到的圆形线分划板清晰后便可开始测量。夹上镜片，转动屈光度手轮，使得在目镜视场中看到的十字分划板清晰时，这时手轮上的读数即为镜片屈光度数。必须注意，如果十字线不在视场中心，则要上下左右移动镜片，使十字线调节到中心（图3-12）。

2. 柱面散光镜片的测量

柱面散光镜片一般内表面形状为球面，外表面形状为柱面，所以在柱面轴线方向和垂直于柱面轴向方向上有不同的屈光力。测量柱面散光镜片时，尽管多次调节屈光度手轮，十字线中无论是垂直线或水平线，总是调不清，这是由于镜片柱面轴线和十字线中的水平线或垂直线不平行所致。这时需调节一下轴位手轮，再调节屈光度手轮，逐步反复调节，就可看到十字线中的横线清晰（此时纵线模糊）（图3-13）或纵线清晰（此时横线模糊）（图3-14）。柱面散光镜片，纵横十字线不可能同时清晰，这说明在柱面轴线方向和垂直于柱面轴线方向上，有两个不同的屈光力。绝对值较高的屈光度是柱面屈光力，绝对值较低的屈光度是球面屈光力。所以要确定柱面散光镜片的屈光力，应进行两次测量读数。

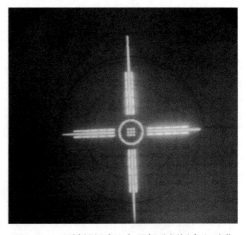

图3-12　目镜视场中心与目标分划板中心对准

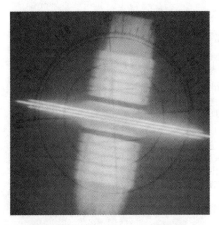

图 3–13　横线清晰，纵线模糊

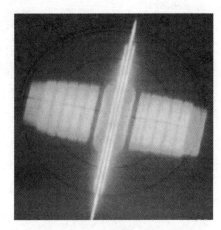

图 3–14　纵线清晰，横线模糊

［例1］测量结果是：–2.75D，–2.25D

实际柱面散光度是（–2.75D）–（–2.25D）= –0.50D

球面屈光度是：–2.25D

柱面屈光度是：–0.50D

［例2］两次测量结果是：+2.75D，+2.25D

实际柱面散光度是：（+2.75D）–（+2.25D）= +0.50D

球面屈光度是：+2.25D

柱面屈光度是：+0.50D

［例3］两次测量结果是：–2.75D，+2.25D

实际柱面散光度是：（–2.75D）–（+2.25D）= –5.00D

球面屈光度是：+2.25D

柱面屈光度是：–5.00D

［例4］两次测量结果是：+2.75D，–2.25D

实际柱面散光度是：（+2.75D）–（–2.25D）= +5.00D

球面屈光度是：–2.25D

柱面屈光度是：+5.00D

关于确定柱面散光轴位角：在上述测量中，十字线中绝对值较低的标线方向为光轴取向。

3. 镜片棱镜度的测量

有棱镜度的镜片，上下左右移动镜片位置，十字线中心总是偏离目镜视场中心，在目镜视场中读出偏离数值，即为棱镜度（图3–15）。

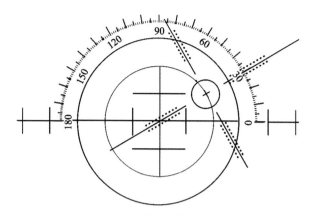

图 3-15　棱镜度测量的光标像

4．角膜接触镜的测量

首先要将焦度计置于立式工作状态，将刻度置零，此时通过目镜看到的十字分划板像应十分清晰，若不清晰则须校准仪器。充分漂洗待测镜片，用吸墨纸吸去镜片表面多余的水分。将镜片内曲面向上放置于圈形托架上，这样测得镜片屈光力为外曲面的屈光力。检测时镜片必须保持一定的含水量，通常测试应在 30s 内完成，否则镜片因过于干燥而发生参数变化，超过 30s 则测试结果就会有误差。

另一种方法是将充分漂洗后的镜片置于一个注满生理盐水的透明槽里，外曲面向上进行测试。由于镜片在水中测试，较之在空气中测试的结果有一定差别，故必须进行修正换算。

设镜片材料折射率（n）为 1.43，则镜片材料折射率与空气折射率差为：1.43 − 1 = 0.43。

在水中测试时，镜片材料折射率与水的折射率差为：1.43 − 1.33 = 0.1。

两者间的比率为 0.43/0.10 = 4.3。

通常将在水中的实测值乘上 4.3 即为镜片的实际屈光力。

思考题

1．简述电脑验光的测量原理及操作步骤。如何正确对待电脑验光的结果？

2．简述角膜曲率计的测量原理及操作步骤。在验光中的作用有哪些？

3．简述镜片测度仪的测量原理及操作步骤。在验光中的作用有哪些？

【实训项目6】 客观验光的其他方法

一、目标

掌握电脑验光的测量方法；掌握角膜曲率计的测量方法；掌握镜片测度仪的测量方法。

二、工具与设备

电脑验光仪、角膜曲率计、镜片测度仪。

三、步骤

（一）电脑验光仪检查步骤

（1）准备：消毒；打开电源开关；调整仪器和被检者视线高度，直到被检者外眦角与支架上的高度标准对齐。

（2）指引并监控被检右眼的位置，调整操作杆聚焦清楚，重复测量3次以上。

（3）重复步骤（2）测量左眼。

（4）打印测量结果。

（二）角膜曲率计检查步骤

（1）准备：消毒；打开电源开关；调整仪器和被检者视线高度，直到被检者外眦角与支架上的高度标准对齐。

（2）指引被检者右眼平视前方，从仪器的筒体中找到自己眼睛的反射像。

（3）观察并调整目镜，直到清晰看到3个圆环，使黑色的十字正好落在右下圆环中心处。

（4）锁定仪器，旋转曲率计筒体使得"+""–"可以延续重合，调整水平和垂直度数转轮，使"+""–"重合。

（5）记录测量结果；重复以上步骤测量左眼。

（三）镜片测定仪检查步骤

（1）准备：调整目镜，校准仪器。

（2）将被测眼镜镜腿向下置于镜架台上，固定镜片。

（3）调节屈光度转盘度数最大负镜度数，旋转屈光度转盘（向前转）减少负镜度数，直到 3 条细线变清晰，同时旋转轴向旋钮使得细线和粗线交叉处没有破裂感。在旋转过程中如果细线和粗线分别清楚说明有散光，调整轴向旋钮，保证屈光度转盘向前转动时先出现细线清楚，若相反需要将轴向旋钮转 90°。记录细线清楚时的屈光度作为球镜度数。

（4）继续朝前转动屈光度转盘至粗线变清楚，两次屈光度的差值即负柱镜的度数，此时的旋转轴就是散光的轴位。

（5）如果细线和粗线在同一个读数时变清楚，镜片为单纯球镜。

四、操作记录

检查结果与记录见表 3-1。

表 3-1　　　　　　　　　　检查结果记录表

被检者姓名	电脑验光结果	角膜曲率计测量结果	镜片测度仪测量结果
	OD	OD	OD
	OS	OS	OS
	OD	OD	OD
	OS	OS	OS
	OD	OD	OD
	OS	OS	OS

项目四 主 观 验 光

掌握主观验光的概念；理解主观验光与客观验光的关系；掌握主观验光的特点和分类；掌握综合验光仪的结构及用法；掌握主观验光的原理；掌握主观验光的操作步骤。

验光的对象是人而不仅仅是眼球，即为被检者找到既看得清晰又使得眼睛舒适的矫正镜片，体现了主观验光的重要性和科学性。主观验光是指在客观验光的基础上，检查者直接根据被检者的主观视力应答、视力水平和视力变化规律，对客观验光的结果进行进一步精确和验证的验光方法。客观验光作为主观验光的起点，主观验光作为客观验光的完善，两者相互补充，理想准确的验光方法应是两种验光方法的相互结合。

所谓主观，是与客观相对的，主要依赖于被检者的主观反应。主观验光是必须在被检者能够理解、合作、沟通的前提条件下才能进行的一种验光方法。因此，对于无法理解、无法合作、无法沟通的人群，如婴幼儿、弱智者、文盲、聋哑者、部分老年人等，主观验光的方法无法实施。

根据所使用的设备不同，主观验光的方法主要分为插片法和综合验光仪法。现代的主观验光是在综合验光仪上进行的一系列程序化步骤，主要包括单眼球镜的验证、单眼散光的验证和双眼平衡，最后得到准确的眼镜处方。

知识点 1 综合验光仪的使用基础

理论要求

1. 掌握综合验光仪的用途。

2. 掌握综合验光仪各部件的名称和作用。

3. 理解两种主观验光方法的优缺点。

一、综合验光仪的结构

综合验光仪是具备综合验光功能的仪器设备（图4-1），操作者借助其完成对近视、远视、散光和双眼屈光平衡等屈光定量检查，同时能借其完成对双眼同时视、双眼融合机能、立体视觉、隐斜视、固视差异、老视、调节与集合、调节性集合/调节（AC/A）等视觉功能的定性或定量分析。

综合验光仪是一个立体的、复合的镜片箱，主要由控制台支架、验光盘、视力表三部分组成。

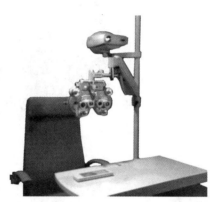

图4-1　综合验光仪

（一）控制台支架

控制台支架主要由控制台、验光盘支架、座椅三部分组成。控制台上配备有座椅的升降按钮和3个电源开关（图4-2），分别是：控制仪器的总电源开关、投影视力表的电源开关、近用照明灯的电源开关。验光盘支架主要根据需要调整验光盘的位置，可调整验光盘的垂直高度、验光盘与视标的距离。座椅高度可根据被检者身高需要，通过控制台来升降。

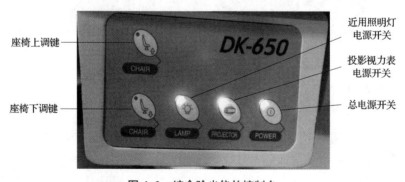

座椅上调键　　　　　　　　　　　　　　　　　近用照明灯
　　　　　　　　　　　　　DK-650　　　　　　电源开关
　　　　　　　　　　　　　　　　　　　　　　投影视力表
　　　　　　　　　　　　　　　　　　　　　　电源开关
座椅下调键　　　　　　　　　　　　　　　　　总电源开关

图4-2　综合验光仪的控制台

（二）验光盘

验光盘俗称"肺头"，主要有视孔、主透镜组、附属镜片、辅助镜片和各调整部件组成（图4-3）。

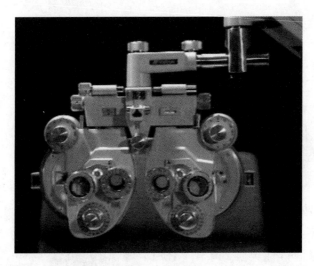

图 4-3 验光盘

1. 视孔

视孔又称窥孔，位于验光盘的最内侧，为被测试眼视线透过的通道，左右各一个，周围有柱镜轴向刻度及游标（图 4-4）。

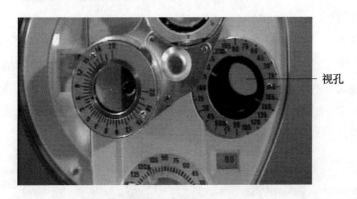

视孔

图 4-4 视孔

2. 主透镜组

综合验光仪的主透镜组有两类，一类为球镜部分，另一类为负柱镜部分。屈光度主要由 3 个转轮控制——最靠近被测试眼的高屈光度球镜转轮、中间的低屈光度球镜转轮、最前面的负柱镜转轮。

（1）球镜　综合验光仪上有两个球镜调控转轮：粗调转轮和细调转轮。粗调转轮以 3.00DS 为调整间距（图 4-5），细调转轮以 0.25DS 为调整间距（图 4-6）。两组转轮联合可设置屈光度范围为 –19.75 ~ +16.75DS 的球镜。球镜度数可以从综合验光仪的球镜视窗直接读数（图 4-6）。

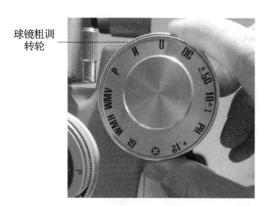

图 4-5　球镜的粗调

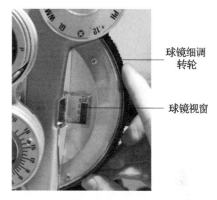

图 4-6　球镜的细调与视窗

（2）柱镜　综合验光仪上有两个柱镜调控转轮：负柱镜度数转轮和负柱镜轴向转轮。负柱镜度数转轮在验光盘的最下方（图 4-7），负柱镜度数以 0.25DS 为调整间距，可设置屈光度范围为 - 6.00 ~ 0DC，负柱镜度数视窗在柱镜屈光度手轮上方，负柱镜度数可以从柱镜度数视窗上直接读数（图 4-7）。负柱镜轴向转轮在负柱镜度数转轮的外环，其基底部有柱镜轴向游标和刻度，旋转该手轮可调整轴向范围为 0° ~ 180°，负柱镜轴向设置与视孔周围的柱镜轴向刻度是联动的（图 4-8）。

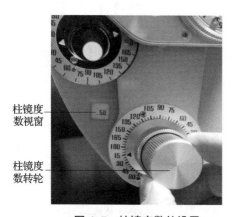

图 4-7　柱镜度数的设置

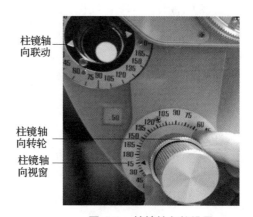

图 4-8　柱镜轴向的设置

3. 附属镜片

附属镜片是验光和视功能检查过程中常用的一些镜片，附属镜片转轮在球镜粗调的外端，附属镜片的名称以英文简写标记在验光盘上，类似钟表盘，正在使用的附属镜片以时针 12 点正对的镜片为准（图 4-9）。各附属镜片的名称和作用如下：

（1）O（open aperture） 无镜片或平光镜片。

（2）OC（occluded） 遮盖片，用于遮盖未被检眼。

（3）R（retinoscopy lens） 检影验光工作距离镜片，+1.50DS，适用于工作距离67cm的检影检查。

（4）PH（pinholes） 1mm直径小孔镜片，用于排除被测眼非屈光性视力不良。

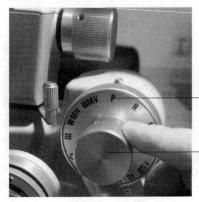

图4-9 附属镜片

（5）P 偏振片，右眼P135，左眼P45，用于双眼平衡、检查隐斜视、固视差异、影像不等和立体视觉。

（6）RL / GL 红色 / 绿色滤光片，用于检测双眼同时视功能、融合功能及隐斜视。

（7）±0.50 ±0.50交叉圆柱镜，用于老视和调节反应的检测即FCC测试。

（8）RMH / WHV 红色 / 白色的水平位 / 垂直位马氏杆透镜，用于检测隐斜视。

（9）$6^{\triangle}$U /$10^{\triangle}$I $6^{\triangle}$底向上三棱镜，$10^{\triangle}$底向内三棱镜，与旋转棱镜配合检测远近水平、垂直隐斜视及调节性集合 / 调节（AC/A）。

（10）0.12 +0.12DS微调球镜。

4．辅助镜片

综合验光仪上有两个辅助镜片，在屈光检查或双眼视功能检查过程中，可以根据需要直接转入视孔使用（图4-10），不需要时可转走。

（1）交叉圆柱镜 ±0.25DC交叉圆柱镜（图4-11），用于验证精确散光度数和轴向。外环上标有P字母和翻转手轮，P表示验证柱镜屈光力，翻转手轮处有些生产厂家会标记字母A，A表示验证柱镜轴向；内环上有红点和白点，红点表示

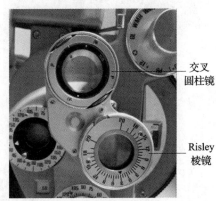

图4-10 辅助镜片

负柱镜轴位置，白点表示正柱镜轴位置，翻转手轮位于两点正中间的位置（图 4-11）。翻转手轮时，内环围绕手轮发生两面的切换（图 4-12）。

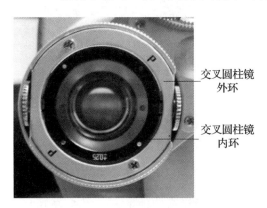

图 4-11　交叉圆柱镜的结构

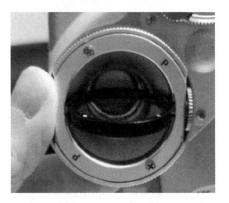

图 4-12　交叉圆柱镜的翻转手轮

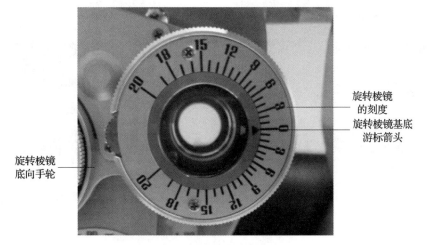

图 4-13　旋转棱镜的结构

（2）Risley 棱镜　由两组 10△ 旋转棱镜组成，内环镶有棱镜和棱镜的底向游标箭头；外环有棱镜度的刻度和手轮（图 4-13），手轮位于外环边缘，使用时旋动手轮内环发生转动，内环边缘上的游标指向外环的刻度，刻度表示所设置的棱镜度值。棱镜度的刻度以零刻度为对称轴，两边对称，当零刻度在水平位时箭头所指的棱镜底为底朝上或底朝下（图 4-14），当零刻度在垂直位时箭头所指的棱镜底为底朝内或底朝外（图 4-15），用于双眼平衡测试和双眼视功能测试。

5. 调整部件

为适应被检者的视线高度、瞳距等条件，综合验光仪还包括一些精细的调整装置，通过调整可达到适合的目的。

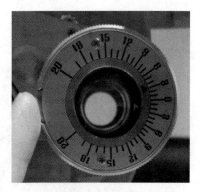
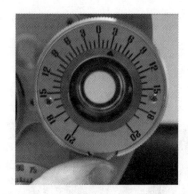

图 4-14　旋转棱镜垂直基底棱镜的设置　　　　图 4-15　旋转棱镜水平基底棱镜的设置

（1）水平调整　调整气泡于指定标记，使得综合验光仪保持水平位置，在散光轴向确定时有重要意义。水平调整转轮在验光盘的最上方（图 4-16），转动转轮可见气泡位置会发生变化，水平调整的标准是：调整后的气泡位于指定的红色标记（图 4-17）。

水平调
整转轮

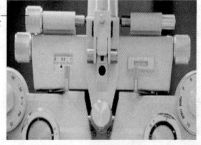
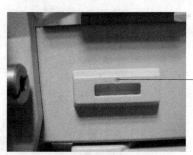

水平调
整标准

图 4-16　水平调整　　　　　　　　图 4-17　水平调整标准

（2）瞳距调整　调整被检者瞳距值于适当位置，保证镜片光心对应于瞳孔中央。瞳距调整转轮在水平调整转轮的下方（图 4-18），根据所测量的瞳距值调整刻度游标。做近距离检测时，注意集合掣的使用（图 4-19），集合掣用于调整双侧验光盘的集合角度及视孔透镜的光心距。

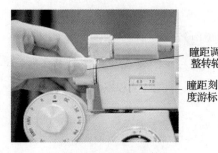
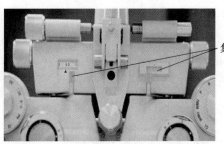

瞳距调
整转轮

瞳距刻
度游标

集合掣

图 4-18　瞳距调整　　　　　　　　图 4-19　集合掣

（3）后顶点距离调整　调整被检眼角膜顶点与镜片的距离，估计综合验光仪验光结果与实际框架眼镜的度数差异。后顶点距离调整转轮在两侧验光盘的中间（图4-20），后顶点距离视窗位于综合验光仪的两侧（图4-21），后顶点距离调整的标准是：调整后双眼角膜顶点与后顶点距离视窗中最长的直线相切，图4-22点划线所示。

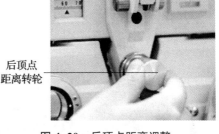

图4-20　后顶点距离调整

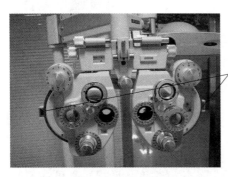

图4-21　后顶点距离调整视窗

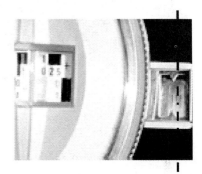

图4-22　后顶点距离调整标准线

（三）视力表

综合验光仪常用的视力表主要有投影远视力表和近视力表，了解各视标的功能和与之配合使用的镜片，可提高验光效率。

1. 投影远视力表

投影远视力表采用白炽光将检测视标的影像投照在视标板上，其照度、亮度、对比度、清晰度、偏振滤镜的径向和单色光的波长均要求规范。视标投影仪的主要结构如图4-23所示。

投影视力表的各项功能以功能键的形式排列在视标遥控器上（图4-24），遥控器的发射极采用红外线遥感技术，将指令信息传递到视标投影仪，验光师可根据屈光检查的需要按动相应的功能键，从而控制投影视力表的各项功能。

远用视力表有数字视标、文盲E视标、儿童视标、红绿视标、散光表视标、蜂窝视标、偏振红绿视标、双眼平衡视标、Worth四点视标、立体视视标、对齐视标、马氏杆点视标、偏振十字视标等；视力表的选择由遥控器控制，可根据需要单个、单行、单列、三行显示所选择的视标。

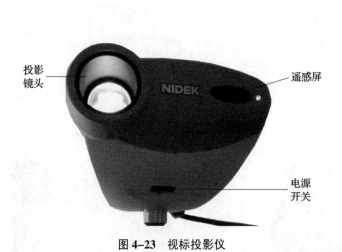

投影镜头

遥感屏

电源开关

图 4-23 视标投影仪

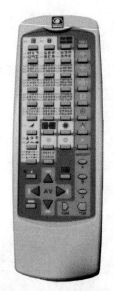

图 4-24 视标遥控器

2. 近视力表

近视力表由刻度杆和视标盘组成。近视标刻度杆竖直固定于验光盘上方，近距离检测时放下，刻度杆上面有公制及英制的长度刻度，近视标盘可在刻度杆上移动（图 4-25）；近视标盘为一开孔的双层纸板，纸质视标卡夹于其中，旋转视标卡可显示不同的近用视标（图 4-26）。近用视标有近字母视力视标、近交叉视标、近十字视标、横向单行视标、纵向单行视标。

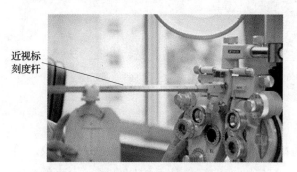

近视标刻度杆

图 4-25 近视标测量杆

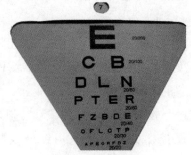

图 4-26 近视标盘

二、主观验光的方法

根据所使用的设备不同，主观验光的方法主要分为插片法和综合验光仪法。

（一）插片法

单纯插片法是最早的验光方法，远远早于检影验光和综合验光仪法。早期的插片法没有客观验光的初始数据，唯一的线索是视力。根据被检眼的初始视力给予不同符号和度数的镜片，根据视力变化情况分析和确定其屈光状态，进而选择合适的镜片矫正其屈光不正。由于单纯插片法精确度欠佳，目前已经被淘汰。现在的插片法（简称插片法）是在检影验光或者电脑验光的基础上，在试镜架上增减镜片或使用交叉圆柱镜等技术，进一步精细确定被检眼的屈光状态。该方法对于没有综合验光仪的诊室或者不能接受综合验光仪验光的被检者，还是很有意义的。

插片法有以下特点：没有屈光度范围限制，可通过镜片组合任意屈光度；可以随患者习惯配戴，后顶点距离误差少；近距离检查时，视标或读物可放在接近于自然的视觉的角度和位置；近感知性调节少。但是在插片法操作过程中必须一片片地更换镜片，因此速度慢；镜片和镜架的负荷导致被检者舒适度较差；由于使用多片镜片叠加，透光率和光学像差受较大影响，与实际镜片的透光率和像差有不同，在实际验光的过程中应充分认识到这些问题，并尽量减少验光误差。

（二）综合验光仪法

现代的主观验光是在综合验光仪上进行的一系列程序化步骤，主要包括单眼球镜的验证、单眼散光的验证和双眼平衡，最后得到准确的眼镜处方。在验光过程中被检者没有镜片镜架的负荷，感觉舒适；检查者通过验光盘操作方便快捷，度数精确误差少。

验光盘主透镜组的屈光度有范围限制，超出范围的屈光状态无法在综合验光仪上完成。验光盘柱镜设置在球镜前面，有效度数与处方度数可能有差异。由于验光盘的存在感较试镜架强，验光过程中容易引起被检者的心理性调节（器械性调节），从而导致验光度数的偏差。被检者验光过程中头位稍偏斜，容易导致柱镜轴向的偏差。验光盘上的镜片没有做防止起雾处理，当被检者视力变化不理想时应考虑镜面可能起雾，要及时擦拭干净。综合验光仪法对主观判断不敏感者影响精度，应改用其他验光方法。

知识点 2　主观验光的原理

理论要求

1. 掌握 MPMVA、双色实验的原理。
2. 掌握交叉圆柱镜技术（JCC）、散光表、双眼平衡的原理。
3. 掌握试镜技术的必要性和原理。

主观验光是指在起点验光结果的基础上，检查者直接根据被检者的主观视力应答、视力水平和视力变化规律，对起点验光的结果进行进一步精确和验证的过程。起点验光结果可以是检影验光结果、或电脑验光结果、或旧镜的眼镜度数、或先前的验光检查结果。如果上述起点均无法获得时，在被检眼眼前放上一个 + 2.00DS 镜片然后再另放上一个 – 2.00DS 镜片，看使用哪个镜片被检者视力有所提高。假如有，则以视力有提高的镜片作为起点；假如没有，则试 + 5.00DS 的镜片和 – 5.00DS 的镜片，以此类推。

主观验光过程包括 MPMVA、双色实验、交叉圆柱镜技术、散光表、双眼平衡技术和试镜技术。本知识点介绍各项技术的原理。

一、MPMVA

MPMVA 是验证初始屈光度中球镜分量的最基本方法。MPMVA 是 maximun plus to maximun visual acuity（最正之最佳视力）的简写，其含义是用最高度数的正镜片或最低度数的负镜片使被检眼获得最好矫正视力的方法，或者是在被检眼调节最放松时所获得最好矫正视力的方法。只有在调节最放松时获得的矫正度数，配戴后才能更舒适、更持久。MPMVA 包括雾视和去雾视两个步骤来实现放松调节和最好矫正视力的目标。

（一）雾视

雾视技术是通过在被检眼前人为加一定度数的正镜片，使平行光线入射被检眼后，焦点或焦线聚集于视网膜前方，形成"人工近视"，从而诱发调节朝放松方向移动的方法，光学原理如图 4-27 所示。

眼球本身不存在负性调节能力，没有办法克服雾视。如图 4-27 所示，镜片 1 是放置于眼前的初始验光结果，视网膜上所形成的模糊斑如图 4-27 右侧黑

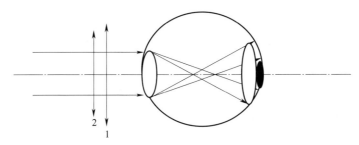

图 4-27　雾视原理图

色弥散圆，在初始验光度数前人为增加一定量正镜片（镜片 2），平行光入射后所形成的焦点更远离视网膜，视网膜上的模糊斑更大，如图 4-27 右侧白色弥散圆，想要获得最好的视力只有放松调节。当眼处于近视或者雾视状态时，其调节只有处于放松或静止时视力才是最好的，任何调节的增加只会使得焦点更远离黄斑，视力更差。这种给被检眼加一定度数正镜片放松调节的技术称为雾视技术。

[例 1] 被检眼初始验光结果是 - 4.00DS，矫正视力为 1.0。此时尚无法确定该被检眼是否到达了 MPMVA，需要做以下验证。为了放松该眼的调节，首先在眼前增加一个正镜片 + 1.00DS 即眼前度数为 - 3.00DS，重新检查视力仍为 1.0。为什么屈光度从 - 4.00DS 降到 - 3.00DS，视力没有下降呢？究其原因，初始验光结果 - 4.00DS 过矫，平行光通过眼睛后形成的焦点在视网膜后面，但眼睛可启动调节使得焦点移到视网膜上，从而获得较好的视力。那么 - 3.00DS 是最合理的度数吗？还不能确定，继续在眼前增加 + 1.00DS（即眼前为 - 2.00DS），视力为 0.5，此时提示被检眼已经不能继续有效地使用自身的调节，只有放松调节才能维持较好的视力。此时在初始验光度数前所加的正镜度数为 + 2.00DS，达到了雾视放松调节的目的。

[例 2] 被检眼初始验光结果是 + 2.50DS，矫正视力为 1.0。此时尚无法确定该被检眼是否到达了 MPMVA，需要做以下验证。为了放松该眼的调节，首先在眼前增加一个正镜片 + 1.00DS 即眼前度数为 + 3.50DS，检查视力为 0.8，继续在眼前增加 + 0.50DS（即眼前为 + 4.00DS），视力为 0.5，此时提示被检眼已经不能继续有效地使用自身的调节，只有放松调节才能维持较好的视力。此时在初始验光度数前所加的正镜度数为 + 1.50DS，达到了雾视放松调节的目的。

雾视所用的正镜片可以把被检眼的焦点前移，抑制被检眼的调节。那么，雾视水平是否越多越好？雾视的时间是不是越长越好？不是的！合理的雾视是以雾视后的视力为衡量标准，雾视后视力在 0.3 ~ 0.5。雾视量通常为

+ 0.75 ~ + 1.00DS（依被检者具体度数而定），过度的雾视，被检眼的调节不是放松状态，而可能是漂移状态，不利于控制。如雾视量不够，被检眼不需要放松调节就可能有较好的视力，也不利于调节的放松。雾视的效果启动很快，不需要让被检查者戴上正镜片坐等半小时。雾视与视力的关系有一定规律，见表4-1，熟悉该表对调控雾视水平有重要意义。

表 4-1　　　　　视力与雾视（屈光不正）的关系表（Egger's Chart）

视力	雾视量（近视）/DS	单纯顺规散光 /DC
20/20（1.0）	0	0
20/25（0.8）	0.25	0
20/30（0.6）	0.50	1.00
20/50（0.4）	1.00	2.00
20/70（0.3）	1.25	2.50
20/100（0.2）	1.50	3.00
20/200（0.1）	2.50	

（二）去雾视

通过上述雾视步骤，被检眼已经处于调节放松的状态，雾视后需进行去雾视，找到最高度数的正镜片或最低度数的负镜片所对应的最好矫正视力。每次增加 - 0.25DS 或减少 + 0.25DS 去雾视，视力将逐行增加，直到最后一次加 - 0.25DS 或减少 + 0.25DS 矫正视力不再提高，则前一个度数就是该眼最高度数的正镜片或最低度数的负镜片取得了最好矫正视力，此后再继续加 - 0.25DS 或减少 + 0.25DS 只会启动调节，而最好矫正视力不会提高。

［例1］被检眼初始验光结果是 - 4.00DS，矫正视力为 1.0。先在眼前增加一个正镜片 + 1.00DS，即眼前度数为 - 3.00DS，检查视力仍为 1.0。眼前正镜继续增加到 + 2.00DS（即眼前为 - 2.00DS），视力为 0.5 达到了雾视标准。以后每次增加 - 0.25DS，视力将逐行增加，到 - 2.75DS 时视力达到了 1.0，此后再继续加 - 0.25DS 最好矫正视力仍为 1.0，1.0 视标变得更小更黑。因此 - 2.75DS 达到了该眼的 MPMVA。

［例2］被检眼初始验光结果是 + 2.50DS，矫正视力为 1.0。首先在眼前增加一个正镜片 + 1.00DS，即眼前度数为 + 3.50DS，检查视力为 0.8，继续在眼前增加 + 0.50DS（即眼前为 + 4.00DS），视力为 0.5，达到了雾视标准。以后每次减少 + 0.25DS，视力将逐行增加，到 + 3.25DS 时视力达到了 1.0，此后再继续减少

+ 0.25DS 最好矫正视力仍为 1.0。因此 + 3.25DS 达到了该眼的 MPMVA。

去雾视终点的判断标准如下：① 最好视力终点，每加一个 − 0.25DS 视力有提高，最后一个 − 0.25DS 矫正视力无提高不接受，选择前一个屈光度数为终点。② 小而黑终点，最后一个 − 0.25DS 视标变小变黑，退回之前即终点。但小而黑终点是主观感觉，因人而异。

二、双色实验

双色实验也称红绿实验，是对 MPMVA 的球镜终点进行验证的主要步骤之一。可见光由不同单色光混合而成，波长范围为 380 ~ 760nm，其中红色光波长较长，绿色光波长较短，黄色光波长居中。而屈光矫正的目标是黄色光所成的像正好在黄斑。

双色实验利用了眼睛的屈光介质对不同波长的光折射率不等的特性：红色光波长较长，折射率较低；绿色光波长较短，折射率较高；黄色光波长居中，折射率居中。3 种波长的光线进入同一个被检眼，由于折射率不等，就会出现红色光的焦点居后，绿色光的焦点居前，黄色光的焦点居中（图 4-28），绿色与黄色屈光度间距约为 0.25DS，黄色与红色屈光度间距也约为 0.25DS，因此红绿两者的屈光度差约为 0.50DS。

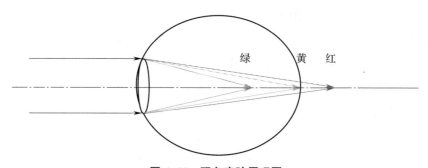

图 4-28　双色实验原理图

若被检者处于近视状态时（即近视欠矫或远视过矫时），黄光的焦点会落在视网膜前，红光的焦点在黄光之后，更靠近视网膜，而绿光的焦点比黄光更靠前，更远离视网膜，故红光在视网膜上形成弥散圆的直径要比绿光小，所以被检者会感到红色背景里的视标更清晰。因而红绿双色实验时，患者若诉红色视标更清晰，需要增加近视度或减少远视度，使红绿视标同样清晰。

若被检者处于远视状态时（即近视过矫或远视欠矫时），黄光的焦点会落在视网膜后，红光的焦点在黄光之后，更远离视网膜，而绿光的焦点比黄光更靠前，更靠近视网膜，故绿光在视网膜上形成弥散圆的直径要比红光小，所以被检者会感到绿色背景里的视标更清晰。因而红绿双色实验时，患者若诉绿色视标更清晰，需要减少近视度或增加远视度，使红绿视标同样清晰。

双色实验操作时选择红绿视标或者最好矫正视力上 1～2 行投射上红绿背景，指导被检者先看绿色背景下的视标，再看红色背景下的视标，最后再看绿色背景下的视标，比较两种背景下视标的清晰度，反馈红色清晰给予更多的负球镜，反馈绿色清晰给予更多的正球镜，直到红绿视标看起来同样清晰。

红绿双色实验有可能出现两种背景下的视标无法同样清晰的情况，处理方法如下：① 单眼测试如绿色偏清，尚可接受；如红色偏清，则提示正镜过矫或负镜不足，应加 – 0.25D，使绿色偏清。② 双眼测试如红色偏清，尚可接受；如绿色偏清，则提示负镜过矫或正镜不足，应加 + 0.25D，使红色偏清。由于红绿双色实验是利用不同色光的折射率不同这一原理，理论上也适用于色盲患者。

三、交叉圆柱镜技术

交叉圆柱镜（Jackson cross cylinder，简写 JCC）是由一对屈光度数相等、符号相反、柱镜轴向相互垂直（正交）的两个平柱镜组合而成。手持式交叉圆柱镜如图 4-29 所示；综合验光仪上的交叉圆柱镜如图 4-30 所示。JCC 的度数有以下几种：±0.25D、±0.50D、±0.75D、±1.00D。手持式交叉圆柱镜常用的是 ±0.50D 和 ±1.00D 两种；综合验光仪上的交叉圆柱镜有 ±0.25D 和 ±0.50D 两种，前者常用于精确散光，后者常用于检查调节反应（FCC）。JCC 上的主子午线分别用红点和白点来表示，红点表示负柱镜轴位置，白点表示正柱镜轴位置。JCC 的手柄或手轮固定在两柱镜轴的正中间，即离开正、负轴的角度相同，都是 45°。翻转 JCC 手柄或手轮，可在两条主子午线间准确、快速地切换。

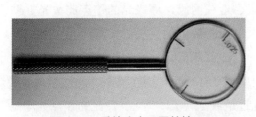

图 4-29　手持式交叉圆柱镜

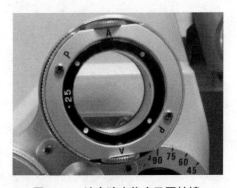

图 4-30　综合验光仪交叉圆柱镜

交叉圆柱镜可以检查初始散光轴位置的正确与否，检查并确定散光的度数。交叉圆柱镜验证散光是在球镜的 MPMVA 和双色实验完成后开始的，此时被检眼已经接近完全矫正，如果还有残余散光，理论上最小弥散圆也应该在视网膜上。交叉圆柱镜对于散光的验证要求初始起点验光结果一定是有散光的，而且总是先验证散光轴向，然后验证散光度数，

（一）JCC 验证散光轴向

被检眼前转入辅助镜片 JCC，使得手柄或手轮与起点负柱镜轴向重合，此时原柱镜的负轴正好骑跨在 JCC 正、负轴的中间，即 JCC 的负轴（红点）和正轴（白点）与原柱镜负轴成 45°。此时翻转手柄或手轮，第一面 JCC 的负轴（红点）在原负柱镜轴的顺时针方向，第二面 JCC 的负轴（红点）在原负柱镜轴的逆时针方向。由于原柱镜轴是负轴（图 4–31、图 4–32 中实线所示），因此分别在两面做负轴的矢量合成，合成负轴位于原负轴和 JCC 负轴（红点）的中间（图 4–31、图 4–32 中虚线所示）。

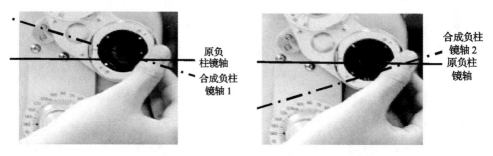

图 4–31　第一面 负柱镜轴矢量合成　　**图 4–32　第二面 负柱镜轴矢量合成**

如果两次的合成负轴偏离被检眼准确负轴的角度相同，那么两面的清晰度相同，提示负柱镜轴向在准确的位置上，不需要调整。如果两次的合成负轴偏离被检眼准确负轴的角度不同，那么两面的清晰度就会不同，偏离被检眼准确负轴角度较小的那面更清楚，提示原负柱镜轴向不在准确位置上，需要将原负柱镜轴向朝较清楚一面的负轴（红点）方向转过一定角度。继续翻转两面，调整负柱镜轴直到两面同样清楚为止。

（二）JCC 验证散光度数

验证完散光轴向后重新设置 JCC，使得 JCC 任一个柱镜轴（红点或白点）与矫正负柱镜轴向重合。此时翻转手柄或手轮，第一面 JCC 的负轴（红点）与矫正负柱镜轴重合（图 4–33），第二面 JCC 的正轴（白点）与矫正负柱镜轴重合（图 4–34）。由于矫正负柱镜轴向与 JCC 柱镜轴向是重合的，叠

加的效果是柱镜度数的代数和。JCC 负轴（红点）与矫正负柱镜轴重合时合成的负柱镜度数增高，JCC 正轴（白点）与矫正负柱镜轴重合时合成负柱镜度数降低。

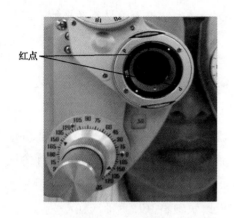
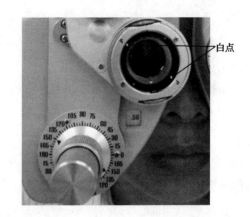

图 4-33　第一面 柱镜度数的代数和　　　　图 4-34　第二面 柱镜度数的代数和

如果两次的合成负柱镜度数与被检眼准确负柱镜度数偏差度数相同，那么两面的清晰度相同，提示负柱镜度数准确，不需要调整。如果两次的合成负柱镜度数与被检眼准确负柱镜度数偏差度数不同，那么两面的清晰度就会不同，偏差度数较少的那面较清楚，提示负柱镜度数不准确，需要调整。如 JCC 负轴（红点）与矫正负柱镜轴重合时较清楚，则矫正负柱镜度数应增加 - 0.25DC；如 JCC 正轴（白点）与矫正负柱镜轴的重合时较清楚，则矫正负柱镜度数应降低 - 0.25DC。为保证最小弥散圆在视网膜上或等效球镜度数不变，矫正负柱镜度数每加 - 0.50DC，球镜须补偿 + 0.25DS；反之亦然。继续翻转两面，调整负柱镜度数直到两面同样清楚为止。

四、散光表

主观验光起点如有散光，使用交叉圆柱镜进行验证和精确。但主观验光起点可能没有发现散光，如果球镜的 MPMVA 和双色实验完成后最好矫正视力在 1.0 或 1.0 以上，可认为该眼主观验光完成，即没有散光。主观验光起点没有发现散光，如果球镜的 MPMVA 和双色实验完成后最好矫正视力低于 1.0，则应筛查该眼的残余散光，散光表是筛查散光的方法之一。

散光表多是由钟面样的散光盘或扇形的射线组成，如图 4-35 所示。散光表筛查散光是在球镜的 MPMVA 和双色实验完成后开始的，此时如果被检眼无散光，焦点在视网膜上；如果有残余散光，最小弥散圆在视网膜上，两焦线与视网膜距离相等。

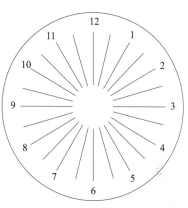

第一步，雾视被检眼，雾视量 + 0.50 ~ + 0.75DS，雾视后视力约 0.6，此时有散光眼，两条焦线均移到视网膜前，与视网膜距离不同；无散光眼，焦点移到视网膜前（可认为两焦线重合）。

第二步，指导辨认标线清晰度是否相同（确定有无散光），无散光眼的焦点在视网膜

图 4-35　散光表

前，两焦线重合与视网膜距离相同，故所有线条清晰度相同；有散光眼，两焦线距离不同，故线条清晰度不同。

第三步，辨认并确定清晰的标线，选择钟点数 0 ~ 6 最清晰线条对应的钟点数乘以 30，即为负柱镜轴向。如图 4-36 所示，1 点钟方向最清晰则负柱镜轴向为 30；如图 4-37 所示，4 点钟方向最清晰则负柱镜轴向为 120。

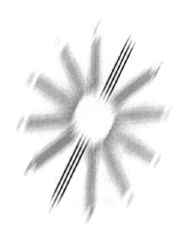

图 4-36　1 点钟清晰

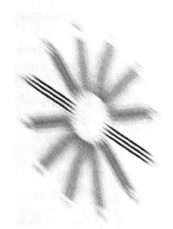

图 4-37　4 点钟清晰

第四步，双眼前逐渐增加负柱镜度数，每次 - 0.25DC；增加负柱镜度数的过程即两条焦线逐渐靠近的过程，如图 4-38 所示。当所加的负柱镜度数刚好矫正散光，两条焦线重合，所有线条清晰度相同，继续增加负柱镜度数将会出现与起始线条垂直方向的线条更清楚。为保证最小弥散圆在视网膜上或等效球镜度数不变，矫正负柱镜度数每加 - 0.50DC，球镜须补偿 + 0.25DS；反之亦然。

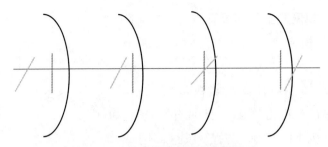

图 4-38　散光表确定散光度数原理

第五步，散光的轴向和度数确定后，被检眼仍处于雾视状态，此时去掉雾视，运用交叉圆柱镜 JCC 对散光表的检查结果进行精确和验证。

在散光表检查过程中应注意以下事项：避免预置柱镜片；球镜矫正的基础上低度雾视；遇到高度散光用散光表检测效果较差；散光表只可以测规则散光；散光表所测的轴位和度数不精确，这是由于散光表本身的结构不够精确造成的。

五、双眼平衡技术

在自然状态下，人是双眼同时注视的，单眼验光后还是要回到自然状态，确保两眼可以协调工作，获得舒适的双眼视觉。双眼平衡也称为双眼调节平衡，目的是将双眼的调节刺激等同起来，并企图通过双眼的视觉平衡进一步将调节反应降为零。从理论上讲，单眼主观验光已经分别将左右眼的调节变为零，但实际上可能未达到这种完美的状态。单眼验光中存在一眼的遮盖，这种遮盖导致单眼验光时系统不容易将调节反应降为零，双眼同时注视时整个系统的调节比较容易放松。

双眼平衡只适用于双眼视力均已在单眼验光中达到同样清晰的情况下使用，同样清晰的含义：视标相差少于 2 行（视力一样或者相差 1 行）。虽然仍使用综合验光仪，但却是让双眼同时注视不同的视标以使整个系统放松调节。

第一步，双眼同时去遮盖，双眼同时雾视，雾视量一般 + 0.75 ~ + 1.00DS，应将视力降低 2 ~ 3 行，雾视后视力标准 0.6 ~ 0.8。如果雾视太多，被检者无法对双眼平衡所需的心理物理判断作出精确结论，从而有放弃放松调节的企图。如果雾视太少，没有放松调节的作用。由于双眼较单眼更容易放松调节，所以双眼所需雾视量比单眼雾视量要少。

第二步，选择雾视后最好视力的上 1 ~ 2 行视标单行投射，双眼前转入辅助镜 Risley 棱镜，Risley 棱镜零刻度线放在水平位，左右眼前分别设置 $3^{\triangle}$BD（底朝下）和 $3^{\triangle}$BU（底朝上），如图 4-39 所示，由于棱镜把入射光线朝棱镜底的方向偏折，眼睛看到的像朝棱镜尖的方向偏移，因此加底朝下棱镜的眼看到的视标在上面，加底朝上棱镜的眼看到的视标在下面。此时双眼融像被打破，双眼同时注视却看到不同的视标（一眼所见像偏上，一眼所见像偏下）。

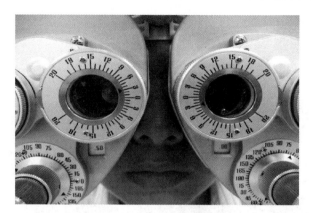

图 4–39　Risley 棱镜双眼平衡

指导被检者比较所看到的两行视标的清晰度是否相同，如果清晰度相同，提示双眼调节相同；如果清晰度不同，认为较清楚的眼调节过多，应在该眼前加 + 0.25DS 促使调节进一步降低，直到双眼清晰度相同。

双眼平衡的终点是双眼看视标有同样的清晰度，此时双眼的调节为零且雾视相同。

第三步，到达双眼平衡的终点后转走双眼前的 Risley 棱镜，进行双眼的 MPMVA 和双眼双色实验，步骤同单眼，只是双眼同时同步进行。

六、试镜技术

前述的验光过程主要是在综合验光仪上进行的，如果没有综合验光仪，可以使用插片法进行主观验光，方法和步骤与前述相同。前述的验光结果只是在特定环境下的测量结果，而实际生活中配戴眼镜有不同的自然环境和空间体验。验光除了要给予最佳的矫正视力即清晰以外，还要让被检者能取得舒适、持久的视觉。这就需要在配镜之前，整理通过屈光检查后所得的结果，让受检者自己判断验光处方是否满意；根据被检者的主诉并结合从开始进行的各项检查，包括病史、眼外部检查、屈光检查等，对所获得的所有信息进行全面衡量，并考虑被检者生活方式、视觉需要、对矫正眼镜屈光变化适应能力做适当的调整，从而达到清晰、舒适、持久的效果。试戴调整是将验光结果与被检者屈光问题达到完善解决的重要过渡步骤。

将整理后的试镜片放于试镜架上（选择瞳距一致的试镜架，如图4-40所示），球镜应放在最后边槽内，柱镜放在最前边，调整镜架使镜架距眼远近适当、两边保持平衡、被检者双眼瞳孔位于两镜圈中心，如图4-41所示。指引被检者看远物、走路（当配镜为远用时），看近阅读（当配镜为近用时），时间一般为15～30min，询问配镜者是否满意。

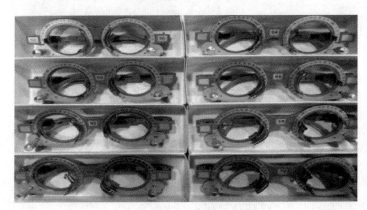

图4-40　试镜架

若主诉视物不清晰、不舒适，则按以下方法调整直至获得清晰舒适的感觉。增减球镜，每次0.25D；增减柱镜度，每次0.25D，但同时要对球镜作相应调整，以维持处方的等效球镜度；移动柱镜轴靠向被检者即往处方上的轴位或靠向90°或180°方向。

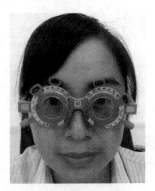

图4-41　试镜

对散光者通过屈光检查所取得的验光结果，仅是针对眼的光学矫正而言，但是试戴后每每出现视物变形、头晕甚至呕吐等，尤其是散光度数大、轴位不在水平或垂直位置、既往无戴散光镜史的年长患者更多见，应试戴较长时间，直至试戴一段时间被检者自觉满意才可开出处方。

试戴调整满意即可开配镜处方。处方的书写规范如下：

① 处方有远用、近用两种，需注明。

② 注明眼别、球镜度数、柱镜度数、柱镜轴向、矫正视力、瞳距（远或近）、近附加。

③ 屈光度带上"+""-"符号，小数点后写出两位数字，DS、DC可带可省，球柱联合符号为"/"，可带可省。

④ 用来表示度数的（°）容易与0相混淆，如10°容易写成100，请省略。

⑤ 柱镜轴向永远不大于 180，以负柱镜表示常见，如 – 1.00/– 3.00×170。

例：某女，50 岁

远用　OD　–3.00DS/–1.50DC×170　VA（矫正视力）1.0

　　　OS　–4.00DS/–1.00DC×10　VA（矫正视力）1.0

近用　OD　–1.50DS/–1.50DC×170　VA（矫正视力）1.0

　　　OS　–2.50DS/–1.00DC×10　VA（矫正视力）1.0

PD　Distance（远）64mm　　　　Near（近）60mm

知识点 3　主观验光的程序

|理论要求|

1. 掌握起点无散光的主观验光程序。
2. 掌握起点有散光的主观验光程序。

一、起点无散光的主观验光程序

(一) 准备

（1）开启电源　打开总电源、投影视力表电源。

（2）调整　调整座椅高度，使被测者舒适就座即可；调整仪器水平，使水平气泡居中；调整瞳距，置入电脑验光的瞳距数值；调整镜眼距，使被测者眼睛距离镜片约 12mm。

（3）置入双眼客观验光结果；置入检影验光或电脑验光测量结果（没有散光），作为主观验光的起点。

(二) 单眼初次 MPMVA

（1）闭左眼，首先检查右眼。

（2）在右眼前加上 + 0.75 ~ + 1.00DS，直至被测者视力水平下降到 0.3 ~ 0.5。对照视力与屈光不正关系表（Egger's Chart），比较雾视后的球镜度数和视力，预测被检眼最后的球镜度数。

（3）在右眼前递减 + 0.25DS 或者递加 – 0.25DS，每递减 + 0.25DS 或者递加 – 0.25DS 查一次视力，尽量鼓励被检者尽力读出更小一行的视标，如果仅仅是看得清楚而读对的视标数量没有提高，则最后一个 – 0.25DS 不给，此时认为达到了单眼初次 MPMVA 的终点。如果最后一个 – 0.25DS 看视标变小变黑，不接受给镜片，此时认为达到了单眼初次 MPMVA 的终点。

（三）单眼初次双色实验

（1）投射最佳视力上 1 ~ 2 行单行视标（红绿背景）或者双色实验视标（红绿视标）。

（2）指导被检者先看绿色半视标，后看红色半视标，再看绿色半视标，比较两种背景下的视标是否同样清晰，哪一个背景下的视标更清晰。

（3）如果红色视标更清晰，需要增加 – 0.25DS 或减少 + 0.25DS；如果绿色视标更清晰，需要减少 – 0.25DS 或增加 + 0.25DS。

（4）重复上述（3）步骤，直到使红绿视标同样清晰；如果单眼无法达到红绿视标同样清晰，直到一个 – 0.25DS 使绿色半视标更清晰终止。

（5）如果单眼球镜验证后最好矫正视力在 1.0 或 1.0 以上，可以省略以下散光表、交叉圆柱镜检查步骤，认为单眼验光结束，直接进行双眼平衡检查；如果单眼球镜验证后最好矫正视力低于 1.0，必须按以下步骤进行散光表、交叉圆柱镜检查。

（四）散光表检查

（1）在被检右眼前加上 + 0.50 ~ + 0.75DS，雾视后视力为 0.6 ~ 0.7。

（2）投射散光表盘，问被检者，各个线条的清晰度是否相同？几点钟方向线条最清楚？

（3）如果所有的线条清晰度相同，提示被检眼没有散光；若清晰度不一样，选择钟点数 0 ~ 6 最清晰线条对应的钟点数乘以 30，即被检眼的负柱镜轴向设置于负柱镜轴向转轮。

（4）调整负柱镜度数转轮，每次增加 – 0.25DC，每增加一次询问清晰线条的变化，整个验证过程中凡增加 – 0.50DC 同时增加 + 0.25DS，以保证最小弥散圆在视网膜上。

（5）停止指征是所有的线条清晰度相同。无法同样清晰时选择最后一次 – 0.25DC，与最初清晰线条相互垂直的线条变得更清晰，保留该度数。

（6）去掉雾视，查最好矫正视力。

（五）交叉圆柱镜验证散光

1. 交叉圆柱镜（JCC）验证散光轴向

（1）投射最佳视力上 1 ~ 2 行单行视标或者蜂窝视标。

（2）右眼前转入交叉圆柱镜 JCC，使 JCC 上 A 点（手柄）与起点柱镜轴一致。

（3）问被检者，现在看到镜片的两个面，哪一面视标更清楚？让其注视视标，告诉被检者现在是第一面；3 ~ 5s 后翻转 JCC，告诉被检者现在是第二面，问两面清晰度是否相同？哪一面更清楚？

（4）若两面同样清楚，提示柱镜轴在正确的位置；若两面不一样清楚，矫正柱镜轴应向着看得更清楚的那面的红点方向转 15°，重复以上步骤，直到调整轴位向相反方向回转，幅度减为 10°；再次反转幅度减为 5°。

（5）终止轴向验证指征是两个面同样清楚；被检者反应的清楚与不清楚在很小的轴向范围内（5°以内）。

2. 交叉圆柱镜（JCC）验证散光度数

（1）视标不变，设置交叉圆柱镜 JCC，使 P 点与起点柱镜轴一致。

（2）问被检者，现在看到镜片的两个面，哪一面视标更清楚？让其注视视标，告诉被检者现在是第一面；3 ~ 5s 后翻转 JCC，告诉被检者现在是第二面，问两面清晰度是否相同？哪一面更清楚？

（3）若两面同样清楚，提示柱镜度数正确；若两面不一样清楚，JCC 负轴与柱镜轴重合时感觉清楚，则散光度数加 – 0.25D；JCC 正轴与柱镜轴重合时感觉清楚，则散光度数减 – 0.25D。

（4）重复以上步骤，整个验证过程中凡增加 – 0.50DC 同时增加 + 0.25DS，以保证最小弥散圆在视网膜上。

（5）停止散光度数验证指征　两个面同样清楚；被检者反应的清楚与不清楚在红点和白点间（保留红点清楚）。

（六）单眼再次 MPMVA

（1）如果交叉圆柱镜验证散光时，散光轴向和散光度数均未做任何调整，可省略单眼再次 MPMVA 和再次双色实验。否则，转走视孔前的交叉圆柱镜，球镜再次确认。

（2）在右眼前加上 + 0.75 ~ + 1.00DS，直至被测者视力水平下降到 0.3 ~ 0.5。对照视力与屈光不正关系表（Egger's Chart），比较雾视后的球镜度数和视力，预测被检眼最后的球镜度数。

（3）在右眼前递减 + 0.25DS 或者递加 – 0.25DS，每递减 + 0.25DS 或者递加 – 0.25DS 查一次视力，尽量鼓励被检者尽力读出更小一行的视标，如果仅仅是看得清楚而读对的视标数量没有提高，则最后一个 – 0.25DS 不给，此时认为达到了单眼再次 MPMVA 的终点。如果最后一个 – 0.25DS 看视标变小变黑不接受给镜片，此时认为达到了单眼再次 MPMVA 的终点。

（七）单眼再次双色实验

（1）投射最佳视力上 1～2 行单行视标（红绿背景）或者双色实验视标（红绿视标）。

（2）指导被检者先看绿色半视标，后看红色半视标，再看绿色半视标，比较两种背景下的视标是否同样清晰，哪一个背景下的视标更清晰。

（3）如果红色视标更清晰，需要增加－0.25DS 或减少＋0.25DS；如果绿色视标更清晰，需要减少－0.25DS 或增加＋0.25DS。

反复上述（3）步骤，直到使红绿视标同样清晰；如果单眼无法达到红绿视标同样清晰，直到一个－0.25DS 使绿色半视标更清晰终止。

关闭右眼，左眼检查步骤同右眼（二）～（七）。

（八）双眼平衡

1. 旋转棱镜双眼平衡

（1）打开双眼，将双眼同时雾视＋0.75DS 左右，将视力降低 2～3 行，雾视后视力标准 0.8～0.6。

（2）选择雾视后最好视力上一行的单行视标。

（3）双眼前加 Risley 棱镜，旋转棱镜零刻度线设置于水平位，右眼前加 3$^\triangle$BD 棱镜，左眼前加 3$^\triangle$BU 棱镜。

（4）问被检者，首先确认是否看到两行视标，比较各行视标的清晰度是否相同，哪一行更清楚。

（5）加＋0.25DS 到看得更清楚的眼别上。

（6）重复（4）～（5）两个步骤，直到被检者感觉两行视标同样清晰或同样模糊，如果不能平衡则让优势眼保持较好的视力。

2. 双眼 MPMVA

（1）去掉双眼前的旋转棱镜，通过上述步骤后双眼仍处于雾视状态，对照视力与屈光不正关系表（Egger's Chart），比较雾视后的球镜度数和视力，预测双眼最后的球镜度数。

（2）在双眼前递减＋0.25DS 或者递加－0.25DS，每递减＋0.25DS 或者递加－0.25DS 查一次视力，尽量鼓励被检者尽力读出更小一行的视标，如果仅仅是看得清楚而读对的视标数量没有提高，则最后一个－0.25DS 不给，此时认为达到了双眼 MPMVA 的终点。如果最后一个－0.25DS 看视标变小变黑不接受给镜片，此时认为达到了双眼 MPMVA 的终点。

（3）双眼双色实验　投射双眼最佳视力上1~2行单行视标（红绿背景）或者双色实验视标（红绿视标），操作步骤同单眼双色实验。停止指征是红绿视标同样清晰。如果无法达到红绿视标同样清晰，直到一个-0.25DS使绿色半视标更清晰，最后这个-0.25DS不接受。

（4）分别记录双眼球镜度数、柱镜度数、柱镜轴向、单眼及双眼矫正视力。

（九）试镜

（1）选择合适的试镜架，将主观验光结果给被检者试戴，让其亲自判断配镜处方是否清晰、是否舒适、是否持久。

（2）根据被检者的反馈，结合其视觉需求和习惯进行适当的调整，直到其满意为止。

（3）配镜处方的书写规范：用途、眼别、球镜度数、柱镜度数、柱镜轴向、矫正视力、瞳距（远或近）、近附加。

二、起点有散光的主观验光程序

（一）准备

（1）开启电源　打开总电源、投影视力表电源。

（2）调整　调整座椅高度，使被测者舒适就座即可；调整仪器水平，使水平气泡居中；调整瞳距，置入电脑验光的瞳距数值；调整镜眼距，使被测者眼睛距离镜片约12mm。

（3）置入双眼客观验光结果；置入检影验光或电脑验光测量结果（有散光），作为主观验光的起点。

（二）单眼初次MPMVA

（1）闭左眼，首先检查右眼。

（2）在右眼前加上+0.75~+1.00DS，直至被测者视力水平下降到0.3~0.5。对照视力与屈光不正关系表（Egger's Chart），比较雾视后的球镜度数和视力，预测被检眼最后的球镜度数。

（3）在右眼前递减+0.25DS或者递加-0.25DS，每递减+0.25DS或者递加-0.25DS查一次视力，尽量鼓励被检者尽力读出更小一行的视标，如果仅仅是看得清楚而读对的视标数量没有提高，则最后一个-0.25DS不给，此时认为达到了单眼初次MPMVA的终点。如果最后一个-0.25DS看视标变小变黑不接受给镜片，此时认为达到了单眼初次MPMVA的终点。

（三）单眼初次双色实验

（1）投射最佳视力上 1 ~ 2 行单行视标（红绿背景）或者双色实验视标（红绿视标）。

（2）指导被检者先看绿色半视标，后看红色半视标，再看绿色半视标，比较两种背景下的视标是否同样清晰，哪一个背景下的视标更清晰。

（3）如果红色视标更清晰，需要增加 – 0.25DS 或减少 + 0.25DS；如果绿色视标更清晰，需要减少 – 0.25DS 或增加 + 0.25DS。

（4）反复上述（3）步骤，直到使红绿视标同样清晰；如果单眼无法达到红绿视标同样清晰，直到一个 – 0.25DS 使绿色半视标更清晰终止。

（四）交叉圆柱镜验证散光

1. 交叉圆柱镜（JCC）验证散光轴向

（1）投射最佳视力上 1 ~ 2 行单行视标或者蜂窝视标。

（2）右眼前转入交叉圆柱镜，使 JCC 上 A 点（手柄）与起点柱镜轴一致。

（3）问被检者，现在看到镜片的两个面，哪一面视标更清楚？让其注视视标，告诉被检者现在是第一面；3 ~ 5s 后翻转 JCC，告诉被检者现在是第二面，问两面清晰度是否相同？哪一面更清楚？

（4）若两面同样清楚提示柱镜轴在正确的位置；若两面不一样清楚，矫正柱镜轴应向着看得更清楚的那面的红点方向转 15°。重复以上步骤，直到调整轴位向相反方向回转，幅度减为 10°；再次反转幅度减为 5°。

（5）终止轴向验证指征：两个面同样清楚；被检者反应的清楚与不清楚在很小的轴向范围内（5°以内）。

2. 交叉圆柱镜（JCC）验证散光度数

（1）视标不变，设置交叉圆柱镜，使 P 点与起点柱镜轴一致。

（2）问被检者，现在看到镜片的两个面，哪一面视标更清楚？让其注视视标，告诉被检者现在是第一面；3 ~ 5s 后翻转 JCC，告诉被检者现在是第二面，问两面清晰度是否相同？哪一面更清楚？

（3）若两面同样清楚提示柱镜度数正确；若两面不一样清楚，JCC 负轴与柱镜轴重合时感觉清楚，则散光度数加 – 0.25DC；JCC 正轴与柱镜轴重合时感觉清楚，则散光度数减 – 0.25DC。

（4）重复以上步骤，整个验证过程中凡增加 – 0.50DC 同时增加 + 0.25DS，以保证最小弥散圆在视网膜上。

（5）停止散光度数验证指征：两个面同样清楚；被检者反应的清楚与不清

楚在红点和白点间（保留红点清楚）。

（五）单眼再次 MPMVA

（1）如果交叉圆柱镜验证散光时，散光轴向和散光度数均未做任何调整，可省略单眼再次 MPMVA 和再次双色实验。否则，转走视孔前的交叉圆柱镜，球镜再次确认。

（2）在右眼前加上 + 0.75 ~ + 1.00DS，直至被测者视力水平下降到 0.3 ~ 0.5。对照视力与屈光不正关系表（Egger's Chart），比较雾视后的球镜度数和视力，预测被检眼最后的球镜度数。

（3）在右眼前递减 + 0.25DS 或者递加 - 0.25DS，每递减 + 0.25DS 或者递加 - 0.25DS 查一次视力，鼓励被检者尽力读出更小一行的视标，如果仅仅是看得清楚而读对的视标数量没有提高，则最后一个 - 0.25DS 不给，此时认为达到了单眼再次 MPMVA 的终点。如果最后一个 - 0.25DS 看视标变小变黑不接受给镜片，此时认为达到了单眼再次 MPMVA 的终点。

（六）单眼再次双色实验

（1）投射最佳视力上 1 ~ 2 行单行视标（红绿背景）或者双色实验视标（红绿视标）。

（2）指导被检者先看绿色半视标，后看红色半视标，再看绿色半视标，比较两种背景下的视标是否同样清晰，哪一个背景下的视标更清晰。

（3）如果红色视标更清晰，需要增加 - 0.25DS 或减少 + 0.25DS；如果绿色视标更清晰，需要减少 - 0.25DS 或增加 + 0.25DS。

（4）反复上述（3）步骤，直到使红绿视标同样清晰；如果单眼无法达到红绿视标同样清晰，直到一个 - 0.25DS 使绿色半视标更清晰终止。

（5）闭右眼，左眼检查步骤同右眼（二）~（六）。

（七）双眼平衡

1. 旋转棱镜双眼平衡

（1）打开双眼，将双眼同时雾视 + 0.75DS 左右，将视力降低 2 ~ 3 行，雾视后视力标准 0.8 ~ 0.6。

（2）选择雾视后最好视力上一行的单行视标。

（3）双眼前加 Risley 棱镜，旋转棱镜零刻度线设置于水平位，右眼前加 $3^{\triangle}$ BD 棱镜，左眼前加 $3^{\triangle}$ BU 棱镜。

（4）问被检者，首先确认是否看到两行视标，比较各行视标的清晰度是否相同，哪一行更清楚。

（5）加 + 0.25DS 到看得更清楚的眼别上。

（6）重复（4）~（5）两个步骤，直到被检者感觉两行视标同样清晰或同样模糊，如果不能平衡则让优势眼保持较好的视力。

2. 双眼 MPMVA

（1）去掉双眼前的旋转棱镜，通过上述步骤后双眼仍处于雾视状态，对照视力与屈光不正关系表（Egger's Chart），比较雾视后的球镜度数和视力，预测双眼最后的球镜度数。

（2）在双眼前递减 + 0.25DS 或者递加 – 0.25DS，每递减 + 0.25DS 或者递加 – 0.25DS 查一次视力，鼓励被检者尽力读出更小一行的视标，如果仅仅是看得清楚而读对的视标数量没有提高，则最后一个 – 0.25DS 不给，认为达到了双眼 MPMVA 的终点。如果最后一个 – 0.25DS 看视标变小变黑不接受给镜片，认为达到了双眼 MPMVA 的终点。

（3）双眼双色实验　投射双眼最佳视力上 1 ~ 2 行单行视标（红绿背景）或者双色实验视标（红绿视标），操作步骤同单眼双色实验；停止指征：红绿视标同样清晰。如果无法达到红绿视标同样清晰，直到一个 – 0.25DS 使绿色半视标更清晰，最后这个 – 0.25DS 不接受。

（4）分别记录双眼球镜度数、柱镜度数、柱镜轴向、单眼及双眼矫正视力。

（八）试镜

（1）选择合适的试镜架，将主观验光结果给被检者试戴，让其亲自判断配镜处方是否清晰、是否舒适、是否持久。

（2）根据被检者的反馈，结合其视觉需求和习惯进行适当的调整，直到其满意为止。

（3）配镜处方的书写规范：用途、眼别、球镜度数、柱镜度数、柱镜轴向、矫正视力、瞳距（远或近）、近附加。

思考题

1. 综合验光仪主要由哪几部分组成？附属镜片和辅助镜片有哪些？这些镜片各有哪些功能？

2. 雾视的原理和标准是什么？去雾视的终点判断方法有哪些？

3. 简述双色实验的测试原理和操作步骤。

4. 简述 JCC 验证散光的原理和操作步骤。

5. 简述客观验光有散光起点的单眼主观验光步骤。

6. 简述散光表检查散光的原理。

7. 为什么要再次做 MPMVA 和双色实验？

8. 双眼平衡的前提、目的及检查的步骤是什么？

9. 开具处方前试戴的原因及方法有哪些？

10. 配镜处方包括哪些必要的内容？

【实训项目 7】 综合验光仪的使用基础

一、目标

掌握综合验光仪各部件的名称和作用；掌握综合验光仪调整装置和调整方法；掌握综合验光仪常用视标名称。

二、工具与设备

综合验光仪。

三、步骤

（一）综合验光仪各部件的名称和调整

（1）找到控制台的 3 个电源开关，根据被检者的身高调整座椅高度和验光盘的位置。

（2）根据被检者的瞳距等参数，调整仪器水平、瞳距和后顶点距离。

（3）找出视孔的位置，设置于被检眼眼前。

（4）找到主透镜组，并设置被检者双眼的球镜和负柱镜。

（5）找到附属镜片的位置，双眼前设置所有的附属镜片，并说出各附属镜片的名称和作用。

（6）找到辅助镜片，双眼前分别设置辅助镜片，并说出辅助镜片的名称和作用。

（二）综合验光仪常用视标

（1）投射投影远视力表，说出每种远视标的名称和用途；控制遥控器，单个、单行、单列、三行显示所选择的视标。

（2）放下近视力表刻度杆和视标盘，旋转近视标卡显示不同的近用视标，说出每种近视标的名称和用途。

四、操作记录

检查结果与记录见表4-2。

表4-2　　　　　　　　　综合验光仪检查结果记录表

主透镜组名称	附属镜片名称	辅助镜片名称	调整装置名称	常用视标名称

【实训项目8】　主观验光之球镜精确

一、目标

掌握使用综合验光仪进行 MPMVA；掌握使用综合验光仪进行双色实验。

二、工具与设备

综合验光仪。

三、步骤

（一）球镜验证之 MPMVA

（1）开启电源。打开总电源、投影视力表电源。

（2）调整。调整座椅高度，使被测者舒适就座即可；调整仪器水平，使水平气泡居中；调整瞳距，置入电脑验光的瞳距数值；调整镜眼距，使被测者眼睛距离镜片约 12mm。

（3）置入双眼客观验光结果；置入检影验光或电脑验光测量结果，作为主观验光的起点。

（4）闭左眼，在被测右眼前加上 + 0.75 ~ + 1.00DS，直至被测者视力水平下降到 0.3 ~ 0.5。对照视力与屈光不正关系表（Egger's Chart），比较雾视后的球镜度数和视力，预测被检眼最后的球镜度数。

（5）在被检眼前递减 + 0.25DS 或者递加 – 0.25DS，每递减 + 0.25DS 或者递

加 – 0.25DS 查一次视力，尽量鼓励被检者尽力读出更小一行的视标，如果仅仅是看得清楚而读对的视标数量没有提高，则最后一个 – 0.25DS 不给，认为达到了单眼初次 MPMVA 的终点。如果最后一个 – 0.25DS 看视标变小变黑不接受给镜片，认为达到了单眼初次 MPMVA 的终点。

（6）右眼单眼再次 MPMVA，步骤同（4）（5）。左眼检查步骤同右眼。

（二）球镜验证之双色实验

（1）单眼初次 MPMVA 结果作为单眼初次双色实验起点。

（2）闭左眼，投射最佳视力上 1 ~ 2 行单行视标（红绿背景）或者双色实验视标（红绿视标）。

（3）指导被检者先看绿色半视标，后看红色半视标，再看绿色半视标，比较两种背景下的视标是否同样清晰。哪一个背景下的视标更清晰。

（4）如果红色视标更清晰，需要增加 – 0.25DS 或减少 + 0.25DS；如果绿色视标更清晰，需要减少 – 0.25DS 或增加 + 0.25DS。

（5）反复上述（4）步骤，直到使红绿视标同样清晰；如果单眼无法达到红绿视标同样清晰，直到一个 – 0.25DS 使绿色半视标更清晰终止。

（6）单眼再次 MPMVA 结果作为单眼再次双色实验起点，步骤同（2）~（5）。左眼检查步骤同右眼。

四、操作记录

检查结果与记录见表 4–3。

表 4–3　　　　　　　　　　　球镜精确结果记录表

模拟病人姓名					
客观验光起点	OD		双色实验判断结果	OD	
	OS			OS	
雾视终点	OD		双色实验调整终点	OD	
	OS			OS	
去雾视终点	OD				
	OS				

【实训项目 9】 主观验光之散光精确

一、目标

掌握使用交叉圆柱镜进行散光轴向的精确；掌握使用交叉圆柱镜进行散光度数的精确。

二、工具与设备

综合验光仪。

三、步骤

（一）交叉圆柱镜精确散光轴向

（1）把单眼初次球镜验证度数和客观柱镜度数结果作为散光轴向精确的起点。

（2）闭左眼，投射最佳视力上 1~2 行单行视标或者蜂窝视标。

（3）设置交叉圆柱镜，使 A 点（手柄）与起点柱镜轴一致。

（4）问被检者，现在看镜片的两个面，哪一面视标更清楚？让其注视视标，告诉被检者现在是第一面；3~5s 后翻转 JCC，告诉被检者现在是第二面，问两面清晰度是否相同？哪一面更清楚？

（5）若两面同样清楚提示柱镜轴在正确的位置；若两面不一样清楚，矫正柱镜轴应向着看得更清楚的那面的红点方向转 15°。重复以上步骤，直到调整轴位向相反方向回转，幅度减为 10°；再次反转幅度减为 5°。

（6）终止轴向验证指征：两个面同样清楚；被检者反应的清楚与不清楚在很小的轴向范围内（5°以内）。

（7）左眼检查步骤同右眼。

（二）交叉圆柱镜精确散光度数

（1）把单眼初次球镜验证度数、客观柱镜度数和交叉圆柱镜精确的散光轴向作为散光度数精确的起点。

（2）闭左眼，投射最佳视力上 1~2 行单行视标或者蜂窝视标。

（3）设置交叉圆柱镜，使 P 点与起点柱镜轴一致。

（4）问被检者，现在看镜片的两个面，哪一面视标更清楚？让其注视视标，告诉被检者现在是第一面；3～5s后翻转JCC，告诉被检者现在是第二面；问两面清晰度是否相同？哪一面更清楚？

（5）若两面同样清楚提示柱镜度数正确；若两面不一样清楚，JCC负轴与柱镜轴重合时感觉清楚，则散光度数加－0.25DC；JCC正轴与柱镜轴重合时感觉清楚，则散光度数减－0.25DC。

（6）重复以上步骤，整个验证过程中凡增加－0.50DC的同时增加＋0.25DS，以保证最小弥散圆在视网膜上。

（7）停止散光度数验证指征：两个面同样清楚；被验者反应的清楚与不清楚在红点和白点间（保留红点清楚）。

（8）交叉圆柱镜精确散光轴向和散光度数结束后，进行单眼再次MPMVA和单眼再次双色实验。如果交叉圆柱镜精确散光过程中轴向和度数均未作调整，单眼再次MPMVA和单眼再次双色实验步骤可不做。

（9）左眼检查步骤同右眼。

四、操作记录

检查结果与记录见表4-4。

表4-4　　　　　　　　　散光精确结果记录表

模拟病人姓名					
客观验光起点	OD		JCC 散光度数调整	OD	
	OS			OS	
初次球镜验证终点	OD		再次 MPMVA 终点	OD	
	OS			OS	
JCC 散光轴向调整	OD		再次双色实验终点	OD	
	OS			OS	

【实训项目 10】　主观验光之散光表

一、目标

掌握使用散光表进行散光的检查。

二、工具与设备

综合验光仪。

三、步骤

（1）不预置柱镜，把单眼初次球镜验证度数作为散光表检查的起点。

（2）闭左眼，在被测右眼前加上 + 0.50 ~ + 0.75DS，雾视后视力 0.6 ~ 0.7。

（3）投射散光表，让被检者比较各个线条的清晰度是否相同，几点钟方向线条最清楚。

（4）如果所有的线条清晰度相同，提示被检眼没有散光；若清晰度不一样，选择钟点数 0 ~ 6 最清晰线条对应的钟点数乘以 30，即被检眼的负柱镜轴向，设置于负柱镜轴向转轮。

（5）调整负柱镜度数转轮，每次增加 – 0.25DC，每增加一次询问清晰线条的变化，整个验证过程中凡增加 – 0.50DC 的同时增加 + 0.25DS，以保证最小弥散圆在视网膜上。

（6）停止指征：所有的线条清晰度相同。无法同样清晰时选择最后一次 – 0.25DC，与最初清晰线条相互垂直的线条变得更清晰，保留该度数。

（7）去掉雾视，查矫正视力。以上述所筛查的散光轴向和度数为起点进行交叉圆柱镜的精确。

（8）左眼检查步骤同右眼。

四、操作记录

检查结果与记录见表 4–5。

表 4–5　　　　　　　　　　　散光表结果记录表

模拟病人姓名					
客观验光起点	OD		散光度数调整	OD	
	OS			OS	
初次球镜终点（散光表起点）	OD		JCC 散光精确结果	OD	
	OS			OS	
雾视终点	OD		再次球镜终点	OD	
	OS			OS	
散光轴向调整	OD				
	OS				

【实训项目 11】　主观验光之双眼平衡

一、目标

掌握使用旋转棱镜进行双眼平衡的检查；掌握双眼 MPMVA 的检查；掌握试戴技术及配镜处方的书写规范。

二、工具与设备

综合验光仪。

三、步骤

（一）旋转棱镜双眼平衡

（1）完成单眼初次 MPMVA+ 初次双色实验 +JCC 散光验证 + 单眼再次MPMVA+ 再次双色实验后进行双眼平衡。

（2）睁开双眼，将双眼同时雾视 + 0.75DS 左右，将视力降低 2 ~ 3 行，雾视后视力标准 0.8 ~ 0.6。

（3）选择雾视后最好视力上一行的单行视标。

（4）双眼前加 Risley 棱镜，旋转棱镜零刻度线设置于水平位，右眼前加 $3^{\triangle}$ BD 棱镜，左眼前加 $3^{\triangle}$ BU 棱镜。

（5）让被检者首先确认是否看到两行视标，比较各行视标的清晰度是否相同，哪一行更清楚。

（6）加 + 0.25DS 到看得更清楚的眼别上。

（7）重复（5）（6）两个步骤，直到被检者感觉两行视标同样清晰或同样模糊，如果不能平衡则让优势眼保持较好的视力。

（二）双眼 MPMVA

（1）去掉双眼前的旋转棱镜，通过上述步骤后双眼仍处于雾视状态，对照视力与屈光不正关系表（Egger's Chart），比较雾视后的球镜度数和视力，预测双眼最后的球镜度数。

（2）在双眼前递减 + 0.25DS 或者递加 – 0.25DS，每递减 + 0.25DS 或者递加 – 0.25DS 查一次视力，尽量鼓励被检者尽力读出更小一行的视标，如果仅仅是看得清楚而读对的视标数量没有提高，则最后一个 – 0.25DS 不给，认为达到了双眼 MPMVA 的终点。如果最后一个 – 0.25DS 看视标变小变黑不接受给镜片，认为达到了双眼 MPMVA 的终点。

（3）双眼双色实验　投射双眼最佳视力上 1～2 行单行视标（红绿背景）或者双色实验视标（红绿视标），操作步骤同单眼双色实验；停止指征：红绿视标同样清晰；如果无法达到红绿视标同样清晰，直到一个 – 0.25DS 使绿色半视标更清晰，最后这个 – 0.25DS 不接受。

（4）分别记录双眼球镜度数、柱镜度数、柱镜轴向、单眼及双眼矫正视力。

（三）试戴技术

（1）选择合适的试镜架，将主观验光结果给被检者试戴，让其亲自判断配镜处方是否清晰、是否舒适、是否持久。

（2）根据被检者的反馈，结合其视觉需求和习惯进行适当的调整，直到满意为止。

（3）配镜处方的书写规范：用途、眼别、球镜度数、柱镜度数、柱镜轴向、矫正视力、瞳距（远或近）、近附加。

四、操作记录

检查结果与记录，见表 4-6。

表 4-6　　　　　　　　　双眼平衡结果记录表

模拟病人姓名					
单眼验证终点	OD		双眼球镜验证终点	OD	
	OS			OS	
双眼雾视量及雾视终点	OD		试戴调整量	OD	
	OS			OS	
双眼平衡调整量	OD				
	OS				
配镜处方					

项目五　老 视 验 光

掌握老视的定义；掌握老视的发生机制；掌握老视验光的原理；掌握老视验光的规范程序；熟悉老视的矫正方式。

知识点 1　老视及其发生

理论要求

1. 掌握老视的定义。
2. 掌握老视发生的机制。

一、老视的定义

老视，俗称老花，随着年龄的增长，眼调节能力逐渐下降，患者不能对眼前特定近距离目标进行清晰聚焦而视近困难，是人们步入中老年后必然出现的视觉问题，需要用老视矫正镜片的辅助来进行阅读或其他近距离工作，是一种生理现象，不是病理状态也不属于屈光不正。老视眼的发生和发展与年龄直接相关，大多出现在 45 岁以后，其发生迟早和严重程度还与其他因素有关，如原先的屈光不正状况、身高、阅读习惯、照明以及全身健康状况等。

二、老视发生的机制

（一）调节

晶状体具有调节变化能力，根据所注视的物体远近，调整屈光力。调节力的大小取决于注视物体离眼球表面的距离，等于该距离［以米（m）为单位］的倒数。当正视眼注视无穷远（5m 以外）时，调节力为零；当眼注视眼前 50cm 距离时，所需要的调节就是 1/0.5 = 2.00（D）；当注视 20cm 的视标时，调节力就是 1/0.2 = 5.00（D）。

1. 调节的几个概念

（1）远点　在完全静止状态下调节，眼能清晰聚焦的最远点。正视眼的远点在无穷远处，近视眼的远点在眼前某一距离，远视眼的远点在眼球后面（虚点）。

（2）近点　在眼处于最大调节时，所能清晰聚焦的最近点。正视眼和近视眼的近点均在眼前某一距离，远视眼的近点在眼前空间内的一点，随调节量的不同而变化。

（3）调节范围　远点和近点之间的距离。

（4）调节幅度　远点和近点（单位为屈光度 D）两者的差，调节幅度为眼球所能产生的最大调节力。

（5）三联动反应　当眼球发生调节时，同时发生眼球的辐辏，即双眼内转，同时瞳孔缩小。

2. 调节机制

经典调节理论认为调节是通过眼内晶状体形状的改变而实现的。调节放松时，眼聚焦在远点，此时睫状肌松弛，悬韧带紧张，晶状体呈扁平状；调节紧张时，睫状肌收缩并向前内移动，悬韧带松弛，减少了对晶状体的牵拉，使晶状体形状变凸，增加了屈光力。

有关文献报道显示，老视的实质是眼调节能力的减退，晶体在一生中不断增大，因为赤道区上皮细胞不断形成新纤维，不断向晶体两侧添加新的皮质，并把老纤维挤向核区。随着年龄的增加，晶体密度逐渐增加，弹性逐渐下降，调节功能逐渐丧失。

3. 年龄的影响

早在 20 世纪 50 年代 Hofstetter 就提出了老视与年龄的经验公式：

$$最小调节幅度 = （15.0 - 0.25 \times 年龄）D$$

$$平均调节幅度 = （18.5 - 0.30 \times 年龄）D$$

$$最大调节幅度 = （25.0 - 0.40 \times 年龄）D$$

人出生早期，人眼的调节范围为 15 ~ 25D，范围很大，随着年龄的增长调节力逐渐下降，每年下降 0.25 ~ 0.40D，40 岁左右老视症状就开始出现，因为眼的调节力已不足以舒适地完成近距离的工作，50 岁左右，调节力进一步下降，大部分人都需要老花镜矫正（图 5-1）。

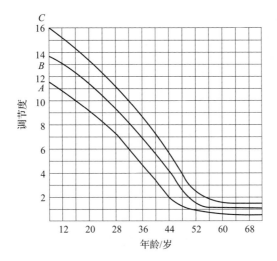

图 5-1　年龄与调节度关系

C—最高值　B—平均值　A—最小值

4. 一半"调节幅度"的经验理论

老视的出现是因为调节不足，每个人的调节幅度不同，出现老视的时间有早有晚，当人们近距离工作时，所使用的调节力少于所拥有的调节幅度的一半以下时，会感到舒适并能持久地阅读，若所需的调节力大于调节幅度的一半以上，就会出现老视症状。

【案例1】某人46岁，平时阅读距离为40cm，他是否会出现老视症状？若会出现老视症状，如何处理？

答：该患者阅读40cm所需要的调节力为1/0.40 = +2.50（D），若要舒适且持久阅读，必须拥有两倍于所需要的调节力以上的调节幅度，+2.50D×2 = +5.00D，而本案例中显示他46岁，根据Hofstetter最小调节幅度公式，其调节幅度为（15 – 0.25×46）D = +3.50D，因此他会出现老视症状。要舒适持久的阅读，必须用一半的调节幅度，3.50D÷2 = 1.75D，因为阅读40cm需要2.50D，并且还需要2.50D – 1.75D = 0.75D的阅读附加，才能舒适持久阅读。

【案例2】某人50岁，远距离屈光检查为 –1.00D，工作阅读距离为33cm，近来觉得视近处困难，其所需要的近附加是多少？写出眼镜处方。

答：该患者50岁，根据Hofstetter最小调节幅度公式，其调节幅度为（15–0.25×50）D = +2.50D，阅读33cm所需要的调节力为1/0.33 = +3.00（D），若要舒适且持久阅读，必须拥有两倍于所需要的调节力以上的调节幅度，+3.00D×2 = +6.00D，而他只有 +2.50D 的调节力，因此他会出现老视症状视近困难。要舒适持久地阅读，必须用一半的调节幅度，+2.50D÷2 = +1.25D，因为阅读 33cm 需要 +3.00D，并且还需要 +3.00D − 1.25D = +1.75D 的阅读附加。给予试戴 + 0.75D 近用镜，并比较 + 0.50D 和 +1.00D，感觉 + 0.50D 最为舒适，处方为：

  OU（双眼）：−1.00DS，远用瞳距：67mm；

  ADD：+1.50DS，近用瞳距：63mm。

  建议患者配戴双光镜，或者渐进多焦镜。

（二）其他因素

（1）屈光不正远视眼比近视眼出现老视的时间早。近视者配戴框架眼镜后，由于矫正负镜片离角膜顶点存在 12 ~ 15mm 距离，减少了同样阅读距离的调节需求，而戴角膜接触镜的近视者，由于角膜接触镜配戴在角膜面其矫正后的光学系统接近正视眼，因此，戴角膜接触镜比戴普通框架眼镜者出现老视要早。

（2）用眼方法调节需求直接与工作距离有关。因此，从事近距离精细工作者容易出现老视的症状，从事精细的近距离工作的人比从事远距离工作的人出现老视要早。

（3）患者的身体素质影响。长手臂的高个子比手臂较短的矮个子有比较远的工作距离，需要比较少的调节，因此后者较早出现老视症状。

（4）患者的地理位置影响。因为温度对晶体的影响，生活在赤道附近的人们较早出现老视症状。

（5）药物对患者的影响。服用胰岛素、抗焦虑药抗抑郁药、抗精神病药、抗组胺药、抗痉挛药和利尿药等的患者，由于药物对睫状肌的作用，会比较早出现老视。

知识点 2　老视的检测

| 理论要求 |

1. 掌握老视验光的原理。
2. 掌握老视验光的规范程序。

老视验配的目的是获得最佳近视力、最舒适用眼、最持久阅读。

老视验配的方法有经验法、融合性交叉柱镜法（FCC）、相对调节法等，每个方法都有优缺点，为了精确规范验配老视，一般都是几种方法结合起来使用。

老视的规范验配分为四个阶段：准备阶段—初始阶段—精确阶段—确定阶段（表 5-1）。

表 5-1   老视验配流程及方法

验配阶段	方法
准备阶段	远距离的屈光不正矫正、择定工作距离、近用瞳距、照明合适、双眼同时进行（个别除外）、近用视标
试验性阅读附加度数（初始阶段）	经验法、FCC 法、1/2 调节幅度储备原则、屈光处方 +VA（视力）测量
精确阅读附加度数（精确阶段）	NRA/PRA 测量调整，试镜架配戴和阅读适应调整
确定阶段	测量视力和阅读范围，调整远用处方

一、老视验光的原理

初始阶段确定初始试验性近附加的方法有经验法、FCC 法、1/2 调节幅度储备原则、屈光处方 +VA（视力）测量；精确阶段修正近附加的方法是相对调节法。下面分别介绍这几种方法。

（一）经验法

1. 原理

经验法是最简单方便的一种老视验配方法，其原理是根据年龄和 Hofstetter 最小调节幅度公式，大致推算出老视者所需要的近距离阅读附加，并在此基础上根据其实际情况来进行调整，最后给出处方。Donder 通过大量的临床测试，列出了不同年龄组的调节幅度，见表 5-2。

表 5-2   **Donder 调节幅度表**

年龄 / 岁	调节幅度 / D	年龄 / 岁	调节幅度 / D
10	14	60	1
20	10	65	0.50
30	7	70	0.25
40	4.5	75	0.00
50	2.5		

根据 Donder 调节幅度表可以列出试验性近距离阅读附加与年龄和屈光不正的关系，见表 5-3。

表 5-3　　　　　试验性近距离阅读附加与年龄和屈光不正的关系

年龄 / 岁	近视、远视 / D	低度远视 / D	高度远视 / D
33 ~ 37	PL	PL	+0.75
38 ~ 43	PL	+0.75	+1.25
44 ~ 49	+0.75	+1.25	+1.75
50 ~ 56	+1.25	+1.75	+2.25
57 ~ 62	+1.75	+2.25	+2.50
> 63	+2.25	+2.50	+2.50

注：pL 表示平光。

根据此表可以快速查出不同年龄组所需要的近距离阅读试验性附加量，简单、快速、方便，但是对于某些调节差异性大的患者可能误差较大。

2. 检查步骤

（1）准备　准确验光并完全矫正远视、近视和散光。在屈光完全矫正的情况下进行；选择合适的工作距离和照明系统；在双眼同时注视的状态下进行；选择合适的视标；根据个体需求进行合适的调整。

（2）验配步骤　根据年龄及屈光状态查表得到试验性阅读附加量。双眼同时添加试验性阅读附加度数，要求被检者对近距视标进行阅读。根据清晰舒适情况，调整阅读附加度数，直至清晰舒适。试镜架试戴并适应或调整。开出处方。

【案例 1】王先生，45 岁，远距视力正常，年轻时从不戴镜，近几年来自觉视近处模糊，尤其是看报纸困难，在黄昏或光线较差的情况下更为明显，遂来就诊，平时看书距离 40cm。王先生的症状属于何种情况？根据经验法，他所需要的老视度数大约是多少？

答：王先生的症状为老视的表现，根据经验法可以查表得到试验性近附加为 + 0.75D，让王先生试戴，并分别换 +1.00D 及 + 0.50D 的镜片，比较哪种最舒适并有较大的清晰范围，反复比较后感觉 + 0.75D 最舒适清晰且清晰范围较大。最后确认近附加为 + 0.75D，记录为 ADD = +0.75D；近用瞳距测量为 60mm；开出处方：

远用 OU（双眼）：PL（平光），远用瞳距：64mm；

近用 ADD：+0.75D；近用瞳距：60mm。

【案例 2】一位 60 岁的就诊老视患者，远距离屈光矫正为 –2.75D，平时看书距离为 40cm，根据经验法，他所需要的老视读数为多少？

答：根据经验法查表得到试验性近附加为 +1.75D，让该患者试戴 –1.00D 近用镜片，并分别对比 –1.25D 和 – 0.75D 的镜片，确定哪种镜片最舒适并有较大的清晰范围，反复比较后该患者感觉 –1.25D 最舒适，阅读的清晰范围较大。最后确定近附加为 +1.50D，记录 ADD = +1.50D，近用瞳距测量为 62mm，眼镜处方为：

远用 OU：–2.75D；远用瞳距：66mm；

近用 ADD：+1.50D；近用瞳距：62mm。

（二）融合性交叉柱镜法（FCC）

1. 原理

融合性交叉柱镜（Fused Cross Clinder）是利用交叉柱镜在双眼融像的条件下，检测一定调节刺激下的调节反应，即调节滞后或调节超前。老视的产生是由于调节力的下降而引起的，在近距离阅读时，对于阅读目标的调节刺激，调节反应总是不足，这就是调节滞后，滞后量与年龄相关，可以通过测量滞后量来确定老视的度数。

FCC 测试的注视视标为两组相互垂直的直线（图 5–2），在被检者眼前加上 ±0.50D 的交叉圆柱镜（图 5–3）。

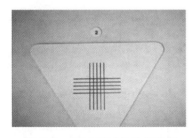

图 5–2　FCC 测试的注视视标

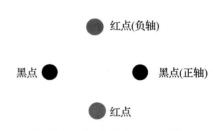

图 5–3　±0.50D 交叉圆柱镜

置负柱镜的轴位在 90°，视网膜上的像就会由于附加了这个交叉圆柱镜而从原来的一个焦点变成两条相互垂直的焦线，并且水平焦线在视网膜前 0.50D，垂直焦线在视网膜后面 0.50D。以下是 3 种调节情况的表现。

（1）正常调节　当被检眼注视眼前视标时，如果调节反应等于调节刺激，最小弥散圆落在视网膜上，则看到水平和垂直的两组线条分别在视网膜前后，距离视网膜距离相等，因此一样清晰（图 5–4）。

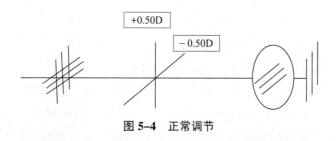

图 5-4 正常调节

（2）调节滞后　如果被检眼的调节能力不足，那么最小弥散圆就不能聚集在视网膜上，而是在视网膜后，由于横线离视网膜近，竖线远，因此感觉到横线比竖线清晰，这时逐渐在被检眼前加正镜，使整个光锥前移，直到最小弥散圆聚集在视网膜上，横线和竖线分别位于视网膜前后，距离一样，因此感觉横竖一样清晰，所加的正镜就是所需的初步阅读附加（图 5-5）。

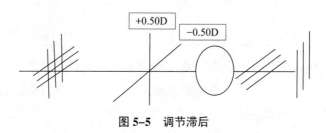

图 5-5 调节滞后

（3）调节超前　如果调节超前，则最小弥散圆就聚集在视网膜前，这时竖线离视网膜近，横线远，因此感觉到竖线比横线清晰一些（图 5-6）。

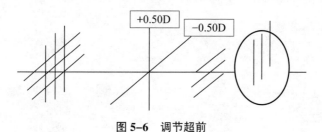

图 5-6 调节超前

2. 检查步骤

（1）准备（图 5-7）

① 配置 JCC 的综合验光仪，FCC 视标，近距测试杆，照明光源。

② 打开综合验光仪上的双眼窥孔，设置被检者双眼的远距屈光矫正度数。

③ 将 FCC 视力表放在被检者 40cm 处（根据被检者实际阅读需要调整），调节照明昏暗。

④ 将 JCC 放在被检者双眼前，负轴在 90°轴位（红点在垂直位）。

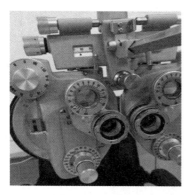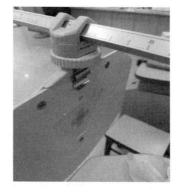

图 5-7 综合验光仪的准备

⑤ 调整好近瞳距，确认被检者的双眼均无遮盖。

（2）验配步骤

① 引导被检者报告哪组线条清晰。

② 报告垂直线条清晰［图 5-8（c）］，降低照明；报告水平线条或两组一样清晰［图 5-8（a）（b）］，进入第④步。

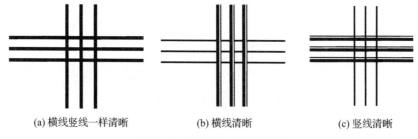

(a) 横线竖线一样清晰　　　(b) 横线清晰　　　(c) 竖线清晰

图 5-8 观察到的 FCC 视标

③ 如果降低照明后被检者仍然报告垂直线条清晰，翻转 JCC 再比较：

a. 仍为垂直线清晰，记录为垂直偏好，无法用此方法来测量调节滞后量，结束测量。

b. 水平线条清晰，记录调节超前。

④ 被检者报告水平线条清晰或两组一样清晰，双眼同时以 +0.25D 级率增加度数，直至被检者报告垂直线条清晰。

⑤ 双眼同时减少正度数，直至两组线条同样清晰。

⑥ 所增加的正镜度数即为调节滞后量，可以作为试验性近距离阅读附加镜。记录：FCC ＝所增加的正镜度数。

⑦ 双眼同时加上试验性阅读附加度数，对近距视标进行阅读，根据清晰舒

适以及清晰范围情况调整阅读附加度数。

⑧ 试戴并适应和调整。

⑨ 开出处方。

【案例3】某女性患者 52 岁，近来发觉看近处困难，尤其在照明昏暗时更为明显，故来就诊，写出用 FCC 测量结果及眼镜处方。

答：远距离主观验光处方为：OD：–2.25DS；矫正视力 1.0

OS：–2.25DS；矫正视力 1.0

FCC 测量时，患者诉水平线条比垂直线条清晰，逐步增加正镜片共 +1.75D，水平线条和垂直线条一样清晰。记录 FCC = +1.75D。

给予试镜架试戴 – 0.50D 的近用镜片，并和 – 0.25D、– 0.75D 的近用镜片比较，感觉 – 0.50D 更为清晰舒适，清晰范围 20～50cm，戴镜无不适。

诊断：双眼近视、老视。

配镜处方：OU：–2.25DS；远用瞳距：62mm；

ADD：+1.75DS；近用瞳距：58mm。

（三）1/2 调节幅度储备原则

1. 原理

老视的出现是因为调节不足，每个人的调节幅度不同（调节幅度为眼球所能产生的最大调节力，数值上即是近点的倒数），出现老视的时间有早有晚。当人们近距离工作时，所使用的调节力少于所拥有的调节幅度的一半以下，会感到舒适并持久的阅读；若所需的调节力大于调节幅度的一半以上，就会出现老视症状。

根据"1/2 调节幅度储备原则"，将被检者的习惯阅读距离换算成屈光度，减去被检者调节幅度的一半，就是试验性附加度数。

【案例4】某男性患者，负镜片法测量其调节幅度为 3.00D，他平时阅读距离为 40cm，问他的初始试验性近附加是多少？

答：调节需求：阅读距离的倒数 = 1/0.40m = +2.50D

1/2 调节幅度：1/2×（+3.00D）= +1.50D

初始试验性近附加 = 调节需求 –1/2 调节幅度 = +2.50D–1.50D = +1.00D

【案例5】某人，推进法测量当视标卡离眼镜平面的距离为 25cm 的时候视标模糊，他平时阅读距离为 33cm，问他的初始试验性近附加是多少？

答：调节需求：阅读距离的倒数 =1/0.33m = +3.00D

调节幅度为 25cm 的倒数，即为 +4.00D

1/2 调节幅度：1/2×（+4.00D）= +2.00D

初始试验性近附加 = 调节需求 −1/2 调节幅度 = +3.00D −2.00D = +1.00D

2．调节幅度的测量

（1）公式法　最小调节幅度 Amp = 15− 0.25×年龄

（2）测量法　推进法（PUSH–UP 法）、负镜片法。

（3）测量步骤

① 准备：被检者双眼配戴完全矫正的眼镜或试戴镜，或在综合验光仪上放好被检者的远距屈光矫正度数。摆放好阅读卡。选择合适的照明。

② 测量方法 A：推进法（PUSH–UP 法），如图 5–9 所示。

a．遮盖非测试眼。

b．请被检者注视视标（近距最佳视力的上一行视标）并保持视标清晰。如不能看清，可预加部分正镜片。

c．缓慢将视标移近被检者，直至被检者报告出现视标模糊的一瞬间。

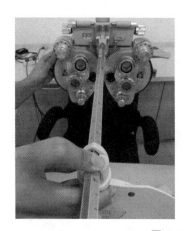
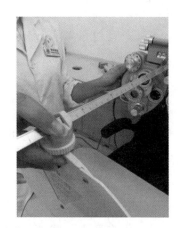

图 5–9　推进法

d．测量视标卡离眼镜平面的距离。

e．换算成屈光度，即距离（单位为 m）的倒数，就是调节幅度。如预加部分正镜片，需减去预加值。

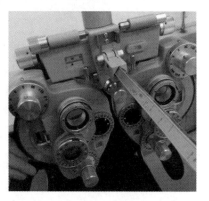

f．遮盖已经测试过的眼睛，使用同样的方法测量另一只眼睛。

③ 测量方法 B：负镜法（图 5–10）。

a．遮盖非测试眼。

图 5–10　负镜法

b. 请被检者注视视标（近距最佳视力的上一行视标），并保持视标的清晰。如不能看清，可预加部分正镜片。

c. 逐步在被检者眼前增加负镜片，以 – 0.25D 为增率，直至被检者报告出现视标持续模糊的瞬间。

d. 调节幅度即为所增加的负镜片度数的总和加上视标离眼镜距离的倒数。如预加部分正镜片，需减去预加值。

e. 遮盖已测试眼，使用同样方法测量另一眼。

（4）注意事项　上述两种测量方法结果存在差异，用负镜法得到的结果比用推进法得到的结果大约少 2.00D。因为推进法受患者反应快慢影响较大。双眼调节幅度测量值差别应该在 1.00D 之内。

（四）屈光处方 +VA（视力）测量法

在远屈光矫正镜片的基础上，逐步增加正镜片，直到获得清晰的近视力，所增加的正镜片度数就是初始试验性阅读附加镜的度数。

（五）相对调节法

老视验配的一个原则就是保留一半调节幅度作为储备，即增加或减少调节的能力相同，这就需要相对调节法，即正负相对调节测量（NRA/PRA）。

1. 原理

为了双眼近视觉的舒适清晰持久，合适的阅读附加镜要位于调节幅度线的中点，使负相对调节（NRA）和正相对调节（PRA）相等。负相对调节和正相对调节的测量就是在辐辏相对稳定的状态下，双眼同时增加或减少调节的能力。通过测量相对性调节来检验初始附加镜是否合适，并通过测量结果来对初始的阅读附加镜进行修正和平衡。

在测量过程中有两点很重要，一是 NRA 和 PRA 测量的顺序，二是视标的选择。

第一，必须先做 NRA（负相对性调节）即双眼同时加正镜片，这样使调节减少（放松），然后再做 PRA（正相对性调节），即双眼同时加负镜片，使调节紧张。由于调节放松比起调节紧张更为不易，因此两者次序不能颠倒，若先做PRA（正相对性调节），由于调节紧张，不易放松，会影响测量结果。

第二，在测量过程中，由于要不断询问患者视标是否清晰，所以视标的选择至关重要，太小的视标不易看清，而太大的视标则不易辨认模糊，所以一般选择最佳视力的上一行视标作为检测视标，以保证患者既能看清视标又能较快反应模糊变化。

2. 检查步骤

（1）准备

① 综合验光仪上设置好被检者的远距矫正度数，并放上试验性阅读附加度数。

② 将近距离阅读卡放在距患者 40cm 处（根据被检者实际阅读习惯设定），照明良好。

③ 调整好近用瞳距，确认双眼均无遮盖，双眼同时注视视标而且保持视标清楚。

（2）验配步骤

① 指导被检者注视近距离阅读卡上最佳视力上一行或两行的视标。

② 先做 NRA（负相对性调节）即双眼同时以 +0.25D 为增率加正镜片，直到被检者报告视标刚出现并保持持续模糊。记录增加的正镜片度数的总量。

③ 将综合验光仪重新调整到原先的度数，即远矫正度数 + 试验性阅读附加度数。

④ 确认视标清晰。

⑤ 开始做 PRA（正相对性调节），即双眼同时以 −0.25D 为增率加负镜片，直至被检者报告视标刚出现并保持持续模糊，记录增加的负镜片度数的总量。

⑥ 记录 NRA/PRA = 增加的正镜片度数的总量 / 增加的负镜片度数的总量。

⑦ 通过测量结果来对初始的阅读附加镜进行修正和平衡。

a. NRA = PRA

——初始的阅读附加镜刚好。

——精确的阅读附加即为初始的阅读附加镜。

b. NRA > PRA

——初始的阅读附加镜不足。

——精确的阅读附加即为初始的阅读附加镜加正镜（修正值正镜度数为 NRA 和 PRA 代数和除以 2）。

c. NRA < PRA

——初始的阅读附加镜过多。

——精确的阅读附加即为初始的阅读附加镜加负镜（修正值负镜度数为 NRA 和 PRA 代数和除以 2）。

【案例 6】一老视患者，50 岁，主诉戴镜看近模糊，在光线昏暗的时候尤其

明显，看远正常，平时阅读距离为 40cm，如何处理？（远处方：OU：+1.00D；瞳距：62mm）

答：根据患者情况，进行验光，结果如下：

裸眼远视力　OD：0.5；OS：0.5

戴原镜远视力　OD：1.0；OS：1.0

裸眼近视力　OD：0.3/33cm；OS：0.3/33cm

戴镜近视力　OD：0.5/33cm；OS：0.5/33cm

远距离主观验光　OD：+1.00D；矫正视力 1.0；OS：+1.00D；矫正视力 1.0

FCC 测量　观察 FCC 视标报告水平线条比垂直线条清晰，逐步增加正镜片共 +1.25D，报告两组线条一样清晰。确认初始近附加为 +1.25D。

NRA/PRA 测量　+1.25D/–0.75D，可算出修正值为 [+1.25D+(–0.75D)] /2 = +0.25D，确定精确近附加为 +1.25D+0.25D = +1.50D。

试镜架试戴 +2.50D，并比较 +2.25D 和 +2.75D，感觉 +2.50D 更为舒适，测量清晰范围（阅读范围）为移远 / 移近 30 ~ 52cm，戴镜无不适。

诊断：双眼远视、老视。

配镜处方：OU：+1.00D；Add：+1.50D；远用瞳距：62mm；近用瞳距：58mm。建议患者配双光镜或渐进多焦镜。

二、老视验光的规范程序

对于任何老视者，验光的第一步是远距离屈光不正的矫正。规范验光是老视检测的基础。准确的验光和矫正屈光不正是老视验配成功的开端。老视的规范验配分为四个阶段，参见表 5–1。

（一）准备阶段

（1）远距离屈光不正的矫正　老视验光的起点须为正视眼状态，因此第一步要先矫正远视眼、近视眼、散光、屈光参差。综合验光仪上设置好老视患者远距离验光度数。

（2）工作距离　综合验光仪上的测近杆上需要放置阅读卡，需要明确的工作距离，这就需要根据老视患者的情况来调整，一般阅读距离 33 ~ 40cm，缝纫距离 20 ~ 25cm，计算机屏幕使用距离 50 ~ 70cm 等，不同的工作有不同的需求，不同的人有不同的工作距离。

（3）环境　要选择合适的照明，这取决于老视验光的不同阶段采用不同的方法，如初始阶段的 FCC 法需要照明昏暗，相对调节法（NRA/PRA）的测试环境需要照明良好，因此要根据老视的验配阶段和方法及时调整环境照明。

（4）瞳距　老视验光时需要提前在综合验光仪上调整好视近瞳距。视远和视近时的瞳距是有差异的，老视验光时，阅读检测就应该使用近用瞳距，而且老视镜片的定配在割边时也要考虑视近时的瞳距变化。

（5）保证双眼同时视。

（6）备好阅读卡和试戴镜架、镜片箱。

（二）初始阶段

初始阶段的目的为确定初始试验性近附加。方法主要有 4 种：经验法、FCC 法、1/2 调节幅度储备原则、屈光处方 +VA 测量，可以选择其中一种。

1．经验法

根据年龄及屈光状态查表得到试验性阅读附加量。双眼同时添加试验性阅读附加度数，要求被检者对近距视标进行阅读。

2．FCC 法

（1）将 FCC 视力表放在 40cm（根据患者实际阅读需要调整），照明昏暗。

（2）将 JCC 放在被检者双眼前，负轴在 90° 轴位（红点在垂直位）。

（3）调整好近瞳距，确认被检者的双眼均无遮盖。

（4）引导被检查者报告哪组线条清晰。

（5）报告垂直线条清晰，降低照明，如果降低照明后被检者仍然报告垂直线条清晰，翻转 JCC 再比较。

① 仍为垂直线清晰，记录为垂直偏好，无法用此方法来测量调节滞后量，结束测量。

② 水平线条清晰，记录调节超前。

（6）被检者报告水平线条清晰或两组一样清晰，双眼同时以 + 0.25D 级率增加度数，直至被检者报告垂直线条清晰。

（7）双眼同时减少正度数，直至两组线条同样清晰。

（8）所增加的正镜度数即为调节滞后量，可以作为试验性近距离阅读附加镜。记录：FCC ＝所增加的正镜度数。

3．1/2 调节幅度储备原则

先测量调节幅度的大小，方法有以下两种（详细见一、老视验光的方法）

① 公式法：最小调节幅度公式 AMP = 15 − 0.25× 年龄

② 测量法：有推进法（PUSH−UP 法）和负镜片法。

根据"调节幅度一半的原则"，将被检者的习惯阅读距离换算成屈光度，减去被检者调节幅度的一半，就是试验性附加度数。

4．屈光处方 +VA（视力）测量

在远屈光矫正镜片基础上，逐步增加正镜片，直到获得清晰的近视力，所增加的正镜片度数就是初始试验性阅读附加镜的度数。

（三）精确阶段

在确定初始试验性近附加的基础上，就要进行相对调节法来精确结果，根据 NRA/PRA 的测量结果，将其求代数和后除以 2，再将结果作为修正值加入初始试验性近附加，从而确定精确的试验性近附加。具体步骤如下：

（1）综合验光仪上设置好被检者的远距矫正度数，并放上试验性阅读附加度数。

（2）指导被检者注视近距离阅读卡上最佳视力上一行或两行的视标。先做 NRA（负相对性调节），双眼加正镜片即同时以 + 0.25D 为增率加镜片，直到被检者报告视标刚出现并保持持续模糊。记录增加的正镜片度数的总量。

（3）将综合验光仪重新调整到原先的度数。

（4）确认视标清晰。

（5）然后做 PRA（正相对性调节），双眼加负镜片即同时以 – 0.25D 为增率加镜片，直至被检者报告视标刚出现并保持持续模糊，记录增加的负镜片度数的总量。

（6）记录 NRA/PRA = 增加的正镜片度数的总量 / 增加的负镜片度数的总量。

（7）通过测量结果来对初始的阅读附加镜进行修正和平衡，根据 NRA/PRA 的测量结果，将其求代数和后除以 2，再将结果加入初始试验性近附加，确定精确的试验性近附加。

（四）确定阶段

（1）通过以上步骤得到的精确试验性近附加是在老视患者的习惯工作距离情况下测量的，因此还需要根据患者的身高和阅读习惯移动阅读卡，对近附加进行适当的调整，一般增加 + 0.25D 或 – 0.25D 进行比较哪个度数视近更为清晰、舒适、持久。

（2）调整近附加之后，还需要将镜片放置到试镜架上，让患者进行试戴并且评价近视力情况、阅读的清晰范围等。如阅读的清晰范围从 40cm 开始，测试移远能看清的距离和移近能看清的距离。调整：移远距离 > 移近距离，则试验性近附加不足，增加近附加；移远距离 < 移近距离，则试验性近附加过多，减少近附加；移远距离 = 移近距离，表示试验性近附加刚好（图 5–11）。

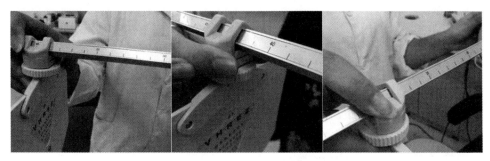

图 5-11　老视验光

（3）最后开出处方，包括远距处方、阅读近附加、远近瞳距。

注意：临床经验显示，正常人 40 岁左右出现老花，老花度数会随着年龄的增加而增加，到 60 岁以后老花度数会稳定，一般近附加度数不会超过 +3.00D，如度数超过 +3.00D，有一部分度数是远视度数；初始近附加的确定一般最常用的是经验法；近附加测量在综合验光仪上操作非常方便，用时 5min 左右；确定工作距离非常重要，直接影响处方结果。

综上所述，老视验配要求严谨、细致、准确、耐心，老视患者的验配更需要熟练的验光技术，以下通过实例分析阐述完整的老视验配流程，以便更深刻地学习老视验配。

【案例 7】张先生，因视近困难就诊，诉看书读报不清楚，必须得把书报放远一点才能看清楚，习惯阅读距离为 40cm，请对张先生进行规范的老视验光。

远距离主观验光结果为：OD：-3.25DS，矫正视力 1.0；OS：-3.50DS，矫正视力 1.0。

（1）初始阶段　根据一半调节幅度方法，先测量张先生的调节幅度，根据推进法测出 33cm 时视标开始模糊，换算成屈光度，即距离 0.33m 的倒数，就是调节幅度，为 +3.00D。阅读距离转换成屈光度为 +2.50D。

张先生所需要的初始近附加为习惯阅读距离所需要的调节 – 调节幅度的一半，即：+2.50D –1/2×3.00 = +1.00D

（2）精确阶段　对初始阅读近附加进行精确修正（NRA/PRA），在初始阅读近附加 +1.00D 的基础上进行 NRA/PRA 测量，得到结果即 NRA/PRA = +1.00D/–1.50D，修正值为 NRA 和 PRA 的代数和除以 2 为 – 0.25D，精确阅读近附加为初始阅读近附加加上修正值即：+1.00D +（–0.25D）= +0.75D。

（3）确定阶段　根据张先生的身高和阅读习惯移动阅读卡，对近附加进行适当调整，通过对 + 0.75D、+ 0.50D、+1.00D 3 个近附加度数进行比较，张先生

觉得 +0.75D 更为清晰、舒适、持久。

将 +0.75D 的近附加加到远用镜片上，让张先生进行试戴并且评价，近视力情况良好、阅读的清晰范围为 20～45cm。

（4）确定张先生的处方　OD：-3.25DS；OS：-3.50DS；ADD：+0.75DS；远用瞳距：67mm；近用瞳距：63mm。

【案例8】某老视患者，女性，52岁，阅读距离为33cm，主诉戴镜看近模糊，看远还可以，请对其进行验光。

经过检查原来的远用眼镜屈光度为 OD：-2.50DS-1.00DC×180；OS：-1.50DS-1.00DC×160；裸眼远视力 OU：0.4；裸眼近视力 OU：0.2/25cm。

远距离主观验光结果：OD：-2.25DS-0.75DC×170

OS：-1.75DS-1.00DC×160

（1）初始阶段　通过公式法算出此患者最小调节幅度 Amp = 15 - 0.25×52 = +2.00（D），该患者阅读需要的调节为 1/0.33m = +3.00D，根据 1/2 调节幅度公式得到初始近附加为 +3.00D-1.00D = +2.00D。

（2）精确阶段　NRA/PRA 测量结果为 +1.25D/-0.75D，修正值为 +0.25D，确定精确阅读近附加为 +2.00D+0.25D = +2.25D。

（3）确定阶段　在远用镜片的基础上分别加上近用试戴镜片 +2.25D、+2.00D、+2.50D，让该患者比较，感觉 +2.00D 最为舒适，测量阅读清晰范围为25～50cm。

（4）处方　OD：-2.25DS-0.75DC×170；OS：-1.75DS-1.00DC×160；ADD：+2.00D；远用瞳距：60mm；近用瞳距：56mm。

【案例9】某患者48岁，远视眼，原远用镜片度数为 +1.50DS，近来发现看近看远均模糊，尤其是看近处时，几乎无法阅读，请对其进行检查。

裸眼远视力　OD：0.5，OS：0.6，

裸眼近视力　OD：0.2/33cm，OS：0.3/33cm

远距离主观验光结果　OD：+2.50DS，矫正视力 1.0；OS：+2.50DS，矫正视力 1.0

（1）初始阶段　FCC 测量时该患者诉水平线条比垂直线条清晰，逐步增加正镜片 +1.50D 后诉水平垂直线条一样清晰。初始阅读近附加为 +1.50D。

（2）精确阶段　NRA/PRA 测量结果为 +1.50D/-1.00D，修正值为 +0.25D，确定精确阅读近附加为 +1.50D+0.25D = +1.75D。

（3）确定阶段　在远用镜片的基础上加上精确近附加 +1.75D，即试戴镜片

为 +4.25D，并让该患者比较 +4.00D 和 +4.50D 的镜片，感觉 +4.00D 最为舒适，测量阅读清晰范围为 25～50cm，戴镜无不适，确定近附加为 +1.50D。

（4）处方 OU：+2.50D；ADD：+1.50D；远用瞳距：62mm；近用瞳距：58mm。

知识点 3 老视的矫正

|理论要求|

1. 熟悉老视矫正方式的种类。
2. 熟悉老视不同矫正方式的优缺点。

老视矫正方法日趋多样化，最常见的矫正方式为配戴框架正镜片，如单光镜、双光镜、渐变多焦点镜片。框架镜为传统的矫正方式，随着科学技术水平的发展，老视患者也可以通过配戴特殊角膜接触镜或进行屈光手术矫正，获得优良的视觉。

一、框架眼镜

配戴框架式凸透镜以补偿晶状体的调节力不足，从而满足视近需求，是最经典有效的矫治老视的传统方法，分为单光老视镜、双光老视镜、渐进多焦点镜三种基本类型。

（一）单光老视镜

老视患者看近处时使用的老花镜即单光老视镜，为单焦点透镜，价格便宜，对验配以及镜片生产加工的要求相对较低，但单光老视镜只能视近时使用，适合正视眼的患者，对于远距离屈光不正的患者来说使用的时候要进行视远、视近的切换，并不方便。

（二）双光老视镜

老视患者戴单光镜只能解决视近问题，看远处又不清晰，双光镜可以为老视患者提供近用和远用的清晰视力，分为两个独立的区域，镜片上部提供清晰的远用视力，下部则提供清晰的近用视力，两个区域分别提供不同的屈光力，差值即为阅读近附加。双光镜比单光镜更有优势，免去了老视患者频繁切换远用、近用眼镜的不便。

双光镜有很多种，可分为分离型双光镜（福兰克林式双光镜）、胶合型双光镜、熔合双光镜、E型或一线双光镜。

由于镜片的两个区域存在不同的屈光力，所以双光镜片不可避免地存在像跳和移位的光学缺陷。配戴双光镜，当眼睛转动使视线从双光镜的视远区进入到视近区时，会产生由视近区造成的底朝下的棱镜效应，从而看到的物体看起来像是跳到另外一个方向，称为像跳效应。另外，由于镜片被分为两个屈光区域，双光镜片存在"分界线"，容易暴露年龄。

（三）渐变多焦点镜

双光镜解决了老视患者视远、视近两种需求，但是对于中间距离需求高的老视患者并不理想，为了能同时看清远、中、近距离并且避免像跳现象，达到一个清晰且连续性的视觉，渐变多焦点镜应运而生，成为重要的老视患者的框架镜矫正方式。

渐变多焦点镜的主要特征是在镜片上方固定的视远区和镜片下方固定的视近区之间有一段屈光力连续变化的过渡区域，该镜片区域即称为渐变区。在该区域，通过镜片曲率半径的逐渐变小而达到镜片屈光力（度数）的逐渐增加。渐变多焦点镜片为单片镜，渐变多焦点镜片的光学区分为远光区、过渡区、近光区三部分，上方的视远区和下方的视近区屈光力固定，基本无明显像差存在，渐变区域连接了上下两部分。渐变区增加屈光力至视近部分，由于它们之间从外观和结构上均无明显分界线，因此也就不存在双光镜所具有的"像跳"现象。渐变多焦点镜片的一些主要特征和参数是相互关联、相互影响的，包括视远区和视近区的面积大小、像差的类型和密度、渐变槽的长度和视觉可用宽度。

渐变多焦点镜在所有距离均可提供清晰的视觉，如上述介绍因为镜片曲率的改变是逐渐过渡进行的，所以无像跳现象，分界线也不明显，镜片的外观就是普通单光镜片，不易暴露年龄。但是由于渐变多焦点的屈光度变化是连续的，在变化的区域周边肯定存在像差，因此配戴渐变多焦点镜片的老视患者要尽量避免通过镜片的周边看物体，而用头部运动来代替，练习从中央的视远区、过渡区、视近区视物。另外，渐变多焦点镜中间距离、近距离的视野比较小，尤其近附加比较高的时候更加明显，渐变多焦点镜片的验配和加工也相对单光镜、双光镜难，价格也要贵。

渐变多焦点镜片的成功设计和不断改进，不仅为老视者带来福音，同时也为双眼视觉功能异常者提供了有效的矫治方法，但能否作为近视儿童的预防方法，仍待进一步研究证实。渐变多焦点镜片的科学验配对从事该方面工作的专业人员提出了更高的专业知识和专业技能的要求。

二、特殊角膜接触镜

用于矫正老视的角膜接触镜可以分为三大类：单眼视角膜接触镜、角膜接触镜联合框架镜、双焦和多焦点角膜接触镜。

（一）单眼视角膜接触镜

单眼视又称为"一远一近视力"，一只眼用角膜接触镜矫正后作为视远，另一只眼用角膜接触镜矫正后作为视近。该方法将一只眼矫正为看远为主，另一只眼矫正为看近为主，利用视觉皮质来抑制一个模糊像而采用另一个清晰像。这是双眼视的改良，大部分立体视在正常的允许范围内。

单眼视验配时，在一般检测的基础上，需要确认优势眼，一般将优势眼作为以视远为主，另一只眼为视近眼；也可以将近视度数较低的眼作为视远眼。

单眼视验配时，需要注意以下问题：

① 由于老年人角膜敏感性降低，更应注意角膜健康和安全。

② 对双眼视觉要求特殊者、大瞳孔者等不太适合。

③ 中高度散光者不太适合。

④ 患者配戴至少需要 2 周时间适应，及时了解配戴者是否能进行正常的生活，指导病人不要刻意去关注模糊像

⑤ 避免夜间驾驶。

单眼视角膜接触镜验配的优点：看近看远无需配戴框架镜，验配方便，验配成功率为 $60\% \sim 80\%$。

根据前面所述，也存在不可避免的缺点，如中距离视物不方便，长时间看远或者看近会造成眼疲劳，立体视有一定的影响；容易出现视力模糊（远距、中间距、近距离）；暗环境下镜片的光学区太小，从而出现眩光、光晕、重影、头痛。

（二）角膜接触镜联合框架镜

角膜接触镜联合框架镜可以分为远矫正角膜接触镜联合近矫正框架镜、近矫正角膜接触镜联合远矫正框架镜。

远矫正角膜接触镜联合近矫正框架镜即一只眼用角膜接触镜矫正后作为视远，另一只眼用框架镜矫正后作为视近。优点：远和近距离分别获得良好的光学矫正，有立体视，验配成功率高。缺点：看近和看远切换需要取戴框架眼镜，

不方便。

近矫正角膜接触镜联合远矫正框架镜即一只眼用角膜接触镜矫正后作为视近，另一只眼用框架镜矫正后作为视远，优缺点同远矫正角膜接触镜联合近矫正框架镜。

（三）双焦和多焦点角膜接触镜

双焦点角膜接触镜分为视远区域和视近区域，如新月形双焦点接触镜。

多焦点角膜接触镜为同一镜片上有远、中、近距离的分区或随区域不同变化。验配较复杂，验配成功率不高，仅为 30% ~ 60%，获得双眼视力较好，向任何方位注视时均可看清目标，加工生产容易，生产成本相对较低。但是镜片的中心定位要求较高，当镜片中心偏离时，即使是轻度的偏离，也会影响视觉效果。瞳孔大小对视觉效果的影响较大，不同光照下视觉效果可能不同。

三、屈光手术

老视的手术治疗可以分为两大类：一类是矫正老视为目的而开展的手术，包括角膜激光手术、射频传导性热角膜成形术和巩膜扩张术；另一类是在进行老年性白内障或其他眼内屈光手术时，利用现代晶状体技术同时达到改善老视的目的。

（一）矫正老视手术

1. 角膜激光手术

准分子激光角膜屈光手术（LASIK，Laser-assisted in situ keratomileusis）在近视的矫正方面得到了广泛的应用，随着技术的发展，现在的手术方法主要是通过 LASIK 手术改变角膜的曲率，矫正主视眼的远视力，矫正另外一只眼（非主视眼）的近视力，用于视近，达到所谓的"单眼视"效果，其原理与配戴接触镜类似。还可以通过准分子激光切削制作多焦角膜，从而提高人眼近距及远距的视力。目前准分子激光矫正老视已经取得了很大的发展，预计将来会有更多的安全有效的技术出现。

2. 射频传导性热角膜成形术

射频传导性热角膜成形术是新发展起来的用于治疗远视和老视的一门新技术，工作原理是用射频电流作用于周边部角膜，使角膜胶原组织产生瘢痕性收缩，改变角膜中央部曲率达到治疗效果。但是根据临床的术后回访了解到，术后的回退比较明显，从而引起患者较多抱怨。

3. 巩膜扩张术

巩膜扩张术是把一个圆锥形环带缝合于角巩膜缘后 1.5 ~ 3.0mm 的巩膜处，

在术眼睫状区对称性、放射性切除一定深度的巩膜，通过使巩膜膨隆，增加睫状肌和晶状体的距离，从而使患者术后的调节力增加。至今该手术的实际效果存在争论。

（二）人工晶状体手术

1. 调节性人工晶状体植入术

随着白内障手术和人工晶状体设计技术的发展，调节性人工晶状体植入术也越来越成熟，该手术不但能还患者术后一个清晰的视力，还能提供一定程度的调节力，使其术后能看清一定距离范围内的物体。年龄较大合并白内障的老视患者更适合该手术。

2. 非调节性人工晶状体植入术

尽管非调节性人工晶状体仅能提供单焦视力，但由于光学设计比较成熟，成像质量很好。临床上可以根据具体情况解决老视问题，如选择晶状体度数时应预留一部分近视以提供较好的近视力，但视远时需要戴近视眼镜矫正。

思考题

1. 老视的定义是什么？老视与远视的区别有哪些？
2. 老视的临床表现有哪些？老视为什么常常在 40～45 岁发生？
3. 简述老视的发病机制。
4. 简述老视的规范验配流程。
5. 何为一半调节幅度储备法则？
6. 简述 FCC 检查的原理及操作步骤。
7. 如何确定精确阅读近附加？
8. 老视的矫正方式有哪些？各自的优缺点是什么？

【实训项目 12】 老视验光

一、目标

掌握老视验光的规范程序；掌握老视初始近附加的确定；掌握老视精确近附加的确定。

二、工具与设备

综合验光仪、镜片箱、试镜架、近视标。

三、步骤

(一)准备工作

(1)首先进行双眼远屈光验光与矫正,并将双眼远矫屈光度数设置于综合验光仪,瞳距设定为近瞳距。

(2)确定被检者习惯阅读距离,放好综合验光仪上的测近杆,调整好距离。

(3)准备好测近阅读卡,放在步骤(2)确定的距离处,并确定视标(如0.6视标)。

(4)要选择合适的照明,这取决于老视验光的不同阶段的不同方法,如初始阶段的 FCC 法需要照明昏暗,相对调节法(NRA/PRA)的测试环境需要照明良好。

(5)调整好视近瞳距,保证双眼同时视。

(二)初始近附加的确定(4种方法)

(1)经验法:根据被检者年龄和远屈光不正查表得到。

(2)远屈光 + 近视力:在远屈光矫正镜片的基础上,逐步加正镜片,直到获得最好的近视力,所加正镜片度数就是初始近附加量。

(3)1/2调节幅度储备法:根据公式,初始近附加 = 调节需求 –1/2 调节幅度;调节需求 = 1/ 习惯阅读距离(m)。调节幅度可通过以下方法获得:查表法(Donder 表);最小调节幅度公式 Amp = 15 – 0.25× 年龄;推近法(PUSH–UP法);负镜片法。

(4)融合性交叉柱镜(FCC):照明昏暗、远矫正屈光度数、近用瞳距,确认被检者的双眼均无遮盖;将 ±0.50DC 的交叉柱镜放置在双眼前,使负轴在90°,正轴在 180°,观察 40cm 处的井字视标。引导被检查者观察线条的清晰度,询问被检查者水平线和垂直线哪个清晰或者同样清晰。如果水平线比垂直线清晰,说明有老视存在,在两眼前同时增加正球镜,直到看到垂直线清晰退到前一个度数,这时所加的正镜就是初始附加度数。如果看到水平线和垂直线一样清晰或垂直线清晰,说明没有老视存在。

(三)精确近附加的确定

(1)双眼前设置:远矫正度数 + 初始近附加;近瞳距。

（2）将近字母视力表放置在双眼前 40cm 处，选择双眼最好视力上面一行视标，指导被检者双眼同时注视视标而且保持视标清楚。

（3）在双眼远矫正度数 + 初始近附加的基础上，双眼前同时加正镜片直到视标刚出现并保持持续模糊，这时双眼前所加的正镜度数即负相对调节量（NRA）。

（4）在双眼远矫正度数 + 初始近附加的基础上，双眼前同时加负镜片直到视标刚出现并保持持续模糊，这时双眼前所加的负镜度数即正相对调节量（PRA）。

（5）通过上述的测量结果来对初始的阅读附加镜进行修正和平衡，方法见P108。

（6）试镜：选择合适的试镜架，按远屈光度数 + 精确近附加结果，给被检者试戴镜片，适当调整；记录最后的配镜处方。

（四）确定阶段

（1）通过以上步骤得到的精确试验性近附加还需要根据患者的身高和阅读习惯移动阅读卡，测量清晰的阅读范围。

（2）调整近附加之后，还需要将镜片放置到试镜架上，让患者进行试戴并且评价，如近视力情况、阅读的舒适度、持久度、满意度、清晰范围等等。不满意时需要对近附加进行适当的调整，一般增加 + 0.25D 或 − 0.25D 进行比较哪个度数视近更为清晰、舒适、持久。

（3）最后开出处方，包括远距处方、阅读近附加、远近瞳距。

四、操作记录

检查结果与记录见表 5–4。

表 5–4　　　　　　　　　　老视验光结果记录表

模拟病人姓名		习惯阅读距离		
双眼远屈光度	OD			
	OS			
初始近附加	经验法			
	远屈光 + 近视力			
	1/2 调节幅 度储备法	查表法		
		公式法		
		移近法		
		负镜法		
	FCC			

续表

模拟病人姓名		习惯阅读距离
精确近附加	NRA	
	PRA	
	修正量	
	精确近附加量	
试戴调整量		
配镜处方		

项目六　特殊患者的验光

|学习目标|

掌握儿童的屈光特点及验光方法；掌握白内障术后的屈光特点及矫正方式的选择；熟悉角膜病、眼外伤术后的屈光特点及验光方法；熟悉屈光手术前后验光要求；了解低视力患者验光的特点。

儿童具有调节力强、屈光变化大、不配合验光师等特点，这些特点造成儿童验光的特殊性，因此需要运用一些特殊的验光方法。角膜病、眼外伤、低视力等眼部疾病以及角膜移植手术、白内障手术、眼外伤手术、屈光手术等均能引起患眼屈光状态的变化，这些患者均不同于普通患者的验光，有其特殊性。本知识点结合儿童验光的特点和白内障、角膜病、屈光手术、低视力等验光的特殊性分别阐述验光的步骤和特点。

知识点 1　儿童验光

|理论要求|

1. 掌握儿童的屈光特点及验光方法。
2. 掌握睫状肌麻痹药物的适应症及注意事项。

儿童期是一生中屈光状态变化最大的年龄段，屈光异常比例高，对视觉发育影响较大。新生儿多为 +1.50 ~ +2.00D 的远视，近视约占 25%，高于 −7.00D 近视约占 0.7%。随着儿童年龄的增长，眼的屈光因子发生变化，角膜扁平、眼轴增长，相互有机协调远视屈光度逐渐下降，向正视方向发展。

远视、远视散光是儿童期最常见的屈光异常，高度近视、高度远视、混合散光在儿童期也不少见，易导致弱视的发生，严重影响视觉发育。因此，儿童期科学验光、及早矫正屈光异常尤为重要。

一、儿童验光的特点

儿童注意力难以集中，缺乏理解和配合主观验光的能力，确定屈光状态主要采用客观检影验光。低于 4 岁的儿童采用普通的视力表不易测到可靠的视力，验光过程中应采用适宜不同年龄阶段的儿童视力检查方法，如优先注视法（PL法）、视动性眼球震颤（OKN 法）及儿童视力表。

儿童调节能力强，7 岁以前的儿童调节力可高达 14D，在验光过程中难以控制调节，常规验光结果易近视过矫或远视欠矫，为得到准确的验光结果需控制调节，睫状肌麻痹验光是方法之一。

儿童屈光不正合并斜视，不仅必须睫状肌麻痹准确验光，而且要考虑调节和辐辏平衡，参考眼位适当修改屈光度数，以利于纠正眼位偏斜。

儿童发育期屈光状态变化较快，通常每 3～6 个月验光一次。第一次睫状肌麻痹验光记录非常重要，可作为复查时参考。根据屈光度的变化决定是否需要再次睫状肌麻痹验光。如果患者从远视散光发展为混合散光、近视散光或矫正视力提高不明显时，均应再次睫状肌麻痹验光，重新确定准确的屈光度数。

二、儿童的睫状肌麻痹验光

从项目四中我们知道，如果在验光过程中使用调节，可以使得近视过矫或远视欠矫，即近视眼验光度数高于实际近视度数，远视眼验光度数低于实际远视度数。调节力增加的主要原因之一是睫状肌张力所致。因此为得到准确的实际屈光度数，必须使用睫状肌麻痹剂，放松调节再进行验光。

睫状肌麻痹剂的作用是放松调节，但同时有散大瞳孔的副作用。常用的睫状肌麻痹剂有阿托品眼膏、托吡卡胺眼药水、环戊通眼药水，均属于副交感神经阻滞药即抗胆碱药，通过阻滞乙酰胆碱使得睫状体睫状肌和虹膜瞳孔括约肌麻痹。几种常用睫状肌麻痹剂及麻痹效果见表 6-1。

表 6-1　　　　　　　　常用的睫状肌麻痹剂及麻痹效果

药物	浓度 /%	起效时间	持续时间
阿托品	1.0	3d	2～3 周
环戊通	1.0	30min	24h
托吡卡胺	0.5～1.0	25～30min	40min

（一）阿托品

1. 阿托品的适应症

（1）年龄小于 15 岁的儿童，视力下降、视力不稳定者，疑似假性近视者，特别是年龄 6 岁以下的儿童。

（2）远视或内斜视患者必须使用阿托品。

2. 使用前的说明

（1）散瞳目的　得到准确的验光度数，区分真假近视。

（2）散瞳后半月内有畏光、看近物不清楚、阅读困难等反应，将影响儿童看书写字。

（3）阿托品有时可引起颜面潮红、口干发热、心跳加速等症状，用药后建议多喝水。个别患者可能发生接触性过敏性眼睑皮炎。

3. 准备工作

（1）散瞳前必须经眼科医生检查，排除青光眼患者。

（2）涂入方法　轻拉儿童下方眼睑，用消毒玻璃棒涂入米粒大小的眼膏，涂药后嘱咐家长按压儿童泪囊区 5min，防止药物进入鼻腔咽喉引起不良反应。

（3）用药频率　每日 2 次连涂 3 天，第 4 天就诊验光。

4. 睫状肌麻痹后验光的要点

（1）睫状肌麻痹后验光师应尽量耐心、细致，花较多时间检影，尽量使结果准确，为今后小瞳验光提供重要的远、近原始数据。在瞳孔散大的情况下，特别注意瞳孔中心的影动，避免周围光线的干扰。瞳孔中心部位的影动对应的是后极部视网膜的反光即靠近视轴的影动。

（2）由于儿童的配合度不高，注意力难集中，验光师应尽量操作娴熟、快捷。可直接选用排镜，根据影动的速度、亮度、宽度等迅速确定中和点，以缩短检影验光的时间。有时为了得到儿童的配合，验光师要准备不同的玩具和小奖品，以便在检查的过程中能不断吸引儿童的注意力。

5. 案例分析

【案例 1】3 岁患儿，女，眼内斜 3 个月。

（1）检查结果　角膜映光法发现视近时斜视度数：右眼内斜 25°。

1% 阿托品眼膏使用 3 天后，检影验光，OD：+1.50DS/+1.00DC×90；OS：+4.00DS。

（2）配镜处方　根据检影验光结果确定眼镜处方：

OD：+1.50DS/+1.00DC×90；OS：+4.00DS

戴镜后再次查眼位：+5°~+10°。

（3）嘱咐家长患儿要全天配戴眼镜，4 周后复查；遮盖右眼 3 天放 1 天；弱视训练，每日 1 次。

（4）随访　每个月复查，如果依从性较好可每 3 个月复查一次，根据检查情况确定是否需要更换眼镜。如发现患儿不再愿意配戴原眼镜，经常摘掉，则应立即复查。

（5）讨论

① 小儿双眼内斜视合并远视必须使用阿托品散瞳验光，散瞳后屈光不正应尽量全部矫正，配镜后复查眼位变化。

② 内斜远视眼多伴有弱视，初戴镜时视力并不提高，只有坚持配戴并配合弱视训练，视力才会逐渐提高。

【案例 2】5 岁患儿男。

（1）视力检查结果　OD：0.1；OS：0.12，眼位正。

1%阿托品眼膏使用 3 天后，检影验光，OD：+7.50DS；OS：+7.00DS。

（2）配镜处方　OD：+7.00DS，矫正视力 0.25；OS：+6.50DS，矫正视力 0.3。

（3）嘱咐家长患儿应全天配戴眼镜，4 周后复查；弱视训练，每日 1 次。

（4）讨论

① 远视、远视散光不伴有斜视，可根据检影度数确定眼镜度数，在保留生理调节力后给予完全矫正，通常比检影度数减少 +0.50~+1.00DS。

② 应在验光当日或近日内戴上眼镜，否则瞳孔恢复后再配戴眼镜，患儿不易接受。每晚 1%阿托品膏散瞳有助于提高儿童的依从性。

③ 儿童远视随年龄增长逐渐下降趋向正视化，至少每半年检查 1 次。复查时仍要参考散瞳验光结果，通常每半年远视度数减少 0.50DS，不可根据小瞳验光结果降低过多，否则不利于视力提高，延误治疗。

④ 对于视力正常的儿童，轻度远视可不予矫正。对于有视疲劳的远视眼应适当矫正，以最好矫正视力能耐受的眼镜度数为原则。

【案例 3】6 岁患儿，男，从小视力不佳，有高度近视家族史。

（1）检查结果

1%阿托品散瞳检影验光　　OD：-4.00DS/-1.00DC×180；

　　　　　　　　　　　　　OS：-5.00DS/-0.50DC×180。

电脑验光　OD：-4.25DS/-0.75DC×170；OS：-5.25DS/-0.25DC×180。

（2）配镜处方　OD：–4.00DS/–0.75DC×180，矫正视力 0.6；OS：–5.00DS，矫正视力 0.6。

（3）嘱咐家长患儿应全天配戴眼镜，4 周后复查；弱视训练，每日 1 次。

（4）讨论

① 学龄前儿童高度近视须用阿托品散瞳验光。由于患者近视度数大，已经形成弱视，应全天配戴眼镜，始终保证视网膜成像清晰，促近视觉发育，加快弱视治疗，减少近视进展。

② 儿童对矫正耐受性强，对儿童屈光不正应尽量全矫正。

（二）托吡卡胺及环戊通

对于近视儿童，采用快速散瞳药散瞳在调节功能恢复后测得的配镜屈光度值与阿托品散瞳不存在差异，因此认为快速散瞳药可用于近视儿童散瞳验光配镜，推荐使用托吡卡胺或环戊通。

对于远视儿童，尤其是伴有调节性内斜视的儿童，快速散瞳药与阿托品相比睫状肌麻痹效果存在差异，推荐使用阿托品进行散瞳验光。

1．托吡卡胺及环戊通适应症

学龄期学生，不愿或无条件接受阿托品散瞳者。散瞳作用快，持续时间短，省时间，易被学生及家长接受。但快速散瞳不适合远视眼，尤其是合并有内斜儿童患者。

2．案例分析

【案例 4】患女，15 岁，初中三年级，双眼视力下降 1 年。

（1）检查结果　裸眼远视力　OD：0.1，OS：0.2，近视力 1.0/40cm，眼位正。

0.5％托吡卡胺散瞳检影验光　OD：–3.00DS/–0.50DC×180；

OS：–2.50DS/–0.50DC×180。

主观验光　OD：–3.00DS，视力 1.0；OS：–2.50DS，视力 1.0。

（2）配镜处方　OD：–3.00DS，视力 1.0；OS：–2.50DS，视力 1.0。

（3）嘱咐　全天配戴眼镜，3 ~ 6 个月后复查。

（4）讨论

① 对于不能接受阿托品散瞳验光的初三、高三近视学生，初次验光建议使用快速散瞳药，复查时可采用小瞳验光。

② 学龄期儿童是近视发展时期，需每学期复查一次，始终使视网膜成像清晰，以利于控制近视发展。

③ 对于近视伴有间歇性外斜视，近视配镜度数应轻度过矫或足度矫正。过度矫正促使多用调节，调节必然伴有集合，有一定矫正外斜视的作用。

知识点2　白内障术后验光

|理论要求|

1. 掌握白内障术后的验光配镜时机。
2. 掌握白内障术后的屈光特点和验光方法。
3. 熟悉白内障术后矫正方式的选择。

白内障手术是眼科复明手术，也是屈光手术。单纯晶体摘除后，通常视力仍不佳，只有通过人工晶体眼内植入术或配戴框架眼镜、接触眼镜等光学矫正才能改善或恢复正常视功能。现代囊外摘除并人工晶体植入术、小切口超声乳化已使白内障复明手术趋于完美。有80%病例手术后视力可达1.0～1.2。但可能由于人工晶体屈光度计算不准确而造成过矫和欠矫、白内障术后散光，也有极少人工晶体植入术失败或经济条件不允许所致未植入人工晶体，以及幼儿、外伤等原因白内障手术后暂不能植入人工晶体，造成无晶体眼。即使看远视力已正常，看近模糊的问题仍然会存在。这诸多问题带来了白内障术后一系列屈光问题的困扰，为了使患者尽早获得更满意、更清晰的远、近视力，必须进行验光并给予屈光矫正。随着人们物质、文化生活水平的提高，对视力要求更高、更迫切。白内障在我国占致盲眼病首位，术后患者多，白内障术后验光问题已成为临床常见的问题。

一、白内障术后验光配镜时间

术后早期最佳验光时间选择术后1个月，术后1个月刺激症状明显减轻或消失，角膜创口基本愈合，术后散光降到较小度数并趋于稳定。为了使患者尽早获得较好视力，可以配过渡眼镜。待术后3～6个月白内障手术角膜切口完全愈合稳定后，再配更准确、相对稳定的眼镜。如果仅为单眼视力，对侧眼已失明，为获得生活视力也可在术后2周即可配过渡眼镜。而对于幼儿，为早日获得正常视觉刺激，防止弱视，也可在术后1周即配过渡眼镜。

二、白内障术后验光特点

（一）白内障术后无晶体眼

1. 白内障术后无晶体眼且伴有散光

散瞳验光是可靠的方法。晶体被摘除后，眼处于高度远视状态。视网膜检影时，光影不清，此时必须在术眼前放置 +10.00D 大焦度正镜片进行检影，以便能够看清影动。再按常规检影法，找到中和点，确定屈光度数。也可参考电脑验光度数，进行插片主观验光，确定镜片度数，试戴眼镜 20 ~ 30min，患者视物清晰，感觉舒适，方可配镜。

2. 无检影条件或智力低不能配合检影的患者

可粗略计算。正视眼白内障术后多为 +10.00 ~ +12.00D 高度远视，若患者术前有远视或近视，可按 Oswalt 公式：$R_2 = K + R_1/2$

式中 K 取 +12.00D，R_2 为须矫正屈光度，R_1 为原屈光度。

如术前 +4.00D 的远视，白内障术后屈光度 +12.00D + 4.00D/2 = 14.00D。如术前为 −5.00D 近视，白内障术后屈光度 +12.00D +（−5.00D/2）= +9.50D。这种方法虽欠准确，但对于无晶体眼高度远视状态，戴镜比不戴镜要有意义得多，尤其是对幼儿无晶体眼。

3. 双眼无晶体眼

可选择配框镜矫正。由于厚凸透镜棱镜效应明显、视野小、像差大，因此戴镜适应、舒适是最重要的。老年人适应性差，需耐心地试戴。国外也有配隐形眼镜者。

4. 单眼无晶体眼

由于双眼屈光参差，如配框镜矫正双眼影像放大率差异过大，将导致融合困难，因此单眼无晶体应配角膜接触镜，不仅影像放大倍率小，而且没有框镜的棱镜作用，周边视力比框架镜好，视网膜像面积增大。而人工晶体眼视网膜成像放大率仅为 2%，因此 II 期人工晶体植入仍是无晶体眼矫正首选。

5. 无晶体眼调节功能完全消失

近距离阅读时需附加 +3.00 ~ +4.00D 眼镜。可配远、近两用的两副眼镜片。有条件可配双焦镜或多焦镜。

6. 案例分析

【案例1】某男，2 岁，双眼先天性白内障，术后 10 天来诊复查，刺激症状轻。10％水合氯醛（哥拉）0.3～0.5mL/kg 体重，口服或灌肠，半小时后儿童处于安静状态，通常可持续 2～4h。应迅速检影验光、检查眼底。裂隙灯检查：瞳孔圆形 5mm（阿托品散瞳后），右眼瞳孔区下方残余少许透明皮质，角膜透明。步骤如下：

（1）检影验光：患镜从 +10.00D 开始，影光为顺动，快速找到中和点，OD：+15.00DS，OS：+14.50DS；精确验光度数，OD：+13.50DS，OS：+13.00DS；确定眼镜处方，OD：+13.00DS，OS：+12.50DS。患儿配戴眼镜后东张西望，不用手抓掉眼镜，说明患儿戴镜比不戴镜视物清楚很多。

（2）术后 3 周复查，患儿戴原镜复验光，为缩短验光时间，可戴原镜片上检影验光。验光结果 - 0.50D，可快速判断，原镜仍可使用，因小瞳验光结果易偏负而且儿童近距离活动较多，即使轻微过矫 0.50D 眼镜仍可使用，并较为理想。

（3）3 个月后复查，原镜复验检影验光，检影结果 -2.00D，原镜度数已偏大，新镜方需减少 0.50D。必要时需重新散瞳验光，换新眼镜。

（4）讨论

① 儿童白内障术后应在术后 1～2 周验光配镜为宜，及时配镜使视网膜成像清晰，促进视觉正常发育，防止儿童弱视发生。如果不及时配镜，即使白内障手术做得很完美，屈光间质透明，但几年后复查统计，仍然是盲童或低视力患儿的沉痛教训屡见不鲜。可见儿童白内障术后的早期屈光矫正至关重要。即使无经验者，检影不够准确，给无晶体眼患儿戴 +12.00～+13.00D 凸透镜，比不戴镜后果好得多。但必须排除患儿是高度近视眼，A 超眼轴常可有助诊断。眼轴长 >25mm，疑似为轴性近视。

② 白内障术后无晶体眼儿童，检影验光须用阿托品散瞳，瞳孔大影动清晰，尤其是第一次验光。患儿最初不认识医生，哭闹不配合，为得到准确验光结果，必须采用哥拉口服，做好验光准备。患儿安静后即可检影验光，给出眼镜处方。待患儿与医生多次验光配镜熟悉后，知道医生能给他带来清晰世界，检查无疼痛感，消除惧怕，可能会配合医生检影，不需再服用哥拉镇静。但配镜后仍要定期复查，以便根据患儿正视化的进展，调整（调低）矫正度数，同时由于患儿术后无调节能力，还需为其验配一副近用镜。

③ 人工晶体植入仍是儿童无晶体眼屈光矫正的最佳选择。因为 IOL 术后视网膜像放大率仅为 0.2％～2.0％，Young 报道（1999），儿童白内障 IOL 术后视力达 0.5 以上者占 52.8％。2 岁后植入人工晶体是安全有效的。

【**案例2**】某男，16岁，左眼外伤性白内障皮质吸出术后，需Ⅱ期人工晶体植入缝钩术。

术后1个月检影验光　OS：+11.00DS/+1.50DC×80

电脑验光　OS：+11.42DS/+1.62DC×85

插片验光确定眼镜处方　OS：+11.00DS/+1.25DC×95；矫正视力0.8

患者对框架眼镜不适应，改为配硬性透氧性角膜接触镜（RGP）。

讨论：① 成年人白内障术后3~6个月验光配镜为宜，此期屈光状态趋于稳定，配镜度数准确。但随着人们生活水平提高，一些特殊职业患者如司机、运动员等均要求尽快提高视力及正常双眼视功能，以满足生活、工作、学习要求，术后1个月可配暂时过渡眼镜，待白内障术后伤口完全愈合后，再重新验光配镜。

② 单眼白内障术后无晶体眼，如对侧眼为正视眼，双眼屈光参差太大。如无晶体眼按+12.00D计算，配框架镜片视网膜像放大率为25%~28%。如果配戴隐形眼镜放大率约为7.2%，与双眼能耐受双眼像差阈值5%接近。训练后双眼能够融合，因此单眼无晶体应配角膜接触镜，不仅影像放大倍率小，而且没有框镜的棱镜作用，周边视力比框架镜好，视网膜像面积增大。国外报道婴幼儿也可戴接触镜，遮盖健眼治疗弱视，但患儿不易配合，镜片易丢失。而人工晶体眼视网膜成像放大率仅为2%，因此Ⅱ期人工晶体植入仍是无晶体眼矫正首选。

（二）白内障术后人工晶体眼

白内障摘除伴人工晶体植入术后，由于人工晶体的反光影响、检影法对影响的观察，可使用电脑验光得到相对准确的验光度数，结合在综合验光仪或插片主观验光，确定适合患者个体化处方，使人工晶体植入术后残余屈光不正得以完全矫正，获得更满意视力。

【**案例3**】某男，65岁，双眼晶状体超乳术＋人工晶体植入术后3个月，OD：0.6，OS：0.5+1，双眼刺激症状（-），Kp（-），双瞳孔3.5mm，光反应（+），人工晶体位置正，双眼视乳头色正常，A稍细，中心凹反射（±）。

电脑验光　OD：+1.00DS/+1.25DC×170

OS：+1.25DS/+1.75DC×180

主观验光　远用镜插片验光，试镜后舒适满意。

确定处方　OD：+0.50DS/+1.00DC×170；矫正视力1.0

OS：+0.50DS/+1.50DC×180；矫正视力1.0

近用老视镜验配　　OD：+4.00DS/+1.00DC×170

OS：+4.00DS/+1.50DC×180

在综合验光仪戴近附加镜片后，测定正负相对调节力 PRA/NRA = −1.00D/+1.00D，正负相对调节力相等。近阅读，试镜 20min 感觉清晰、舒适。确定老视镜方。

讨论：① 白内障手术切口对角膜屈光状态明显影响，创口缝线过紧会使缝线所在子午线中央角膜变陡，缝线太松或创口裂开会引起该子午线角膜变平，均可造成散光。尽管超乳晶体摘除术角膜切口小，比大切口白内障手术后散光小，但仍残存散光，大于 1.00D 的术后散光发生率 55.5％，高于术前散光发生率 47.3％，患者不满意现有视力，验光配镜后视力清晰、舒适，感到满意。

② 白内障人工晶体术后调节功能完全消失，也仍然存在老视问题，读报、看书困难，需在远用镜基础上配老视镜，有条件者可配双焦镜或多焦镜。

知识点 3　角膜病及眼外伤患者验光

| 理论要求 |

1. 掌握角膜病的屈光特点及验光方法。
2. 掌握眼外伤术后的屈光特点及验光方法。

角膜是眼最主要的屈光因子，角膜屈光力占整个眼屈光系统屈光力的 2/3。因此角膜的病变、角膜外伤、角膜手术等均能引起明显的屈光变化。本知识点重点将诊断与矫治有新进展的圆锥角膜病、角膜外伤及角膜移植术后的验光作一简要介绍。

一、圆锥角膜病患者的验光

圆锥角膜病是非炎性角膜疾病，多在青春期发病。初期角膜散光急速增加，矫正视力明显下降，此期可用高透氧角膜接触镜 RGP 矫正，视力常可达到 0.8 ~ 1.0。严重病例角膜实质层浑浊，后弹力层破裂，需做深部角膜板层移植术或穿透角膜移植术。过去报道圆锥角膜病是临床少见病例，发病率在 0.05％ ~ 0.23％，但近年来随着屈光手术发展、角膜地形图检测仪的问世，使圆锥角膜病的早期发现、早期诊断成为可能。目前有发病率增高的趋势，究竟是由于青年群做角膜屈光手术集中、角膜地形图检测提供圆锥角膜曲率改变、角膜测厚仪准确检出角膜厚度等一系列先进检测仪器使圆锥角膜确诊率升高，造成圆锥角膜病在青年近视眼人群发病比例升高，还是近年来圆锥角膜病发病率确实比以往升高，有待进一步观察、统计来证实。但目前圆锥角膜病早期检查、诊断与治疗，均在视光学范畴完成。有必要作一详细阐述。

（一）圆锥角膜病的临床表现

（1）多在青春期发病，17～25岁多见。常染色体显性或隐性遗传，72%为双眼发病。

（2）框架镜矫正视力突然明显下降。

（3）角膜地形图显示角膜中央区为红色，角膜中央屈光力大于47.00D。

（4）角膜散光≥3.00D，散光呈进行性变化。

（5）角膜厚度变薄，通常小于470μm。

（6）在裂隙灯显微镜下可见角膜基质混浊、变薄，角膜中下区圆锥状隆起。严重病例角膜实质层浑浊，后弹力层破裂。

（二）圆锥角膜病的验光

（1）检影验光 病变初期可检出散光。严重者，可见角膜病变区有油滴样异常影动，不规则，无法使用正球柱镜矫正、中和影动。

（2）电脑验光 可检出球镜、散光度、角膜曲率，严重者无法检查出屈光度，仅能显示角膜曲率。

（3）主观验光 应用综合验光仪或插片，病变初期框架眼镜尚能勉强矫正，严重者无法用框镜矫正，矫正视力低于0.3，这时使用RGP镜片矫正效果较佳，晚期可能需要角膜移植手术进行治疗。

（4）角膜地形图检查和角膜曲率 角膜地形图显示角膜中央区为红色，曲率＞47.00D，是圆锥角膜早期诊断特异性检测手段。有些角膜地形图仪装有圆锥角膜诊断数据软件。

（三）案例分析

【案例1】某男，20岁，双眼近视戴镜6年，近2个月右眼配戴眼镜看不清东西。原镜矫正视力OD：0.12，OS：0.6；角膜厚度OD：418μm，OS：453μm；眼轴前后径OD：24.86mm，OS：25.67mm。

（1）检影验光 OD：-7.00DS/-5.00DC×180

OS：-5.50DS/-0.50DCC×180

（2）电脑验光和角膜曲率　OD：–10.25DS/–5.00DC×10　H 52.37D　V 58.00D

OS：–5.50DS/–1.00DC×5　H 44.87D　V 46.50D

（3）角膜地形图显示　OD：54.00@112/50.00D@22

OS：45.75@90/44.37D@180

（4）框镜矫正　OD：–8.00DS/–5.00×180，视力 0.2

OS：–6.00DS，视力 1.0

（5）配 RGP 矫正　OD：圆锥角膜镜　*BC* 6.4mm，–12.00D

OS：非球面 RGP　*BC* 7.7mm，–5.50D

（6）戴镜 RGP 镜复查　视力 OD：1.0，OS：1.0。双眼镜片居中，边弧 PC 1.0mm，滑动（+）。

（7）讨论

① 角膜地形图检查是圆锥角膜诊断的主要依据，该病例右眼角膜曲率水平轴达 50.00D，垂直轴达 54.00D，角膜散光 4.00D，尽管角膜未见明显混浊，但根据角膜地形图数据检查角膜曲率大于 47.00D，散光大于 3.00D，可以确诊为圆锥角膜。

② 患者框镜矫正视力明显下降，检影散光度数大，或比以前散光度增大，都应考虑是否是圆锥角膜病，进一步做角膜地形图、角膜厚度检测，以防漏诊。疑似圆锥角膜病患者应禁忌做角膜屈光手术。

二、角膜移植术后的验光

对于细菌、病毒、真菌、棘阿米巴原虫等角膜感染性疾病所致的角膜脓肿、角膜白斑、圆锥角膜晚期、Fuch's 角膜内皮营养不良等角膜疾患，角膜移植术是唯一使用膜重新恢复视功能的手术。手术后 3～6 个月角膜移植片趋于愈合，根据散光状态和愈合状况，确定先拆线的部位。通常在手术后 6～12 个月拆线。

（一）角膜移植术后验光的特点

（1）验光配镜时间应在角膜移植术拆线后 1 个月，此时屈光状态趋于稳定，验光比较适宜，度数相对准确，配镜使用时间相对较长。

（2）角膜移植术后验光可采用检影、电脑验光，有时可能检影也很难看清影动，这时就只能结合插片或综合验光仪等主观验光。如果患者是规则散光，普通框架眼镜尚可进行矫正，但如果是不规则散光，则仍需要 RGP 镜片进行矫正。

（二）案例分析

【案例 2】某男，45 岁，右眼边缘性角膜变性，2014 年 3 月 20 日右眼角膜板层移植术。角膜曲率检测如下：

术后 3 个月，H 35.25 D（9.58 mm）@175/ V33.75 D（9.97 mm）@ 85

术后 7 个月，角膜拆线，OD：0.12

H 41.00 D（8.25mm）@165/V34.00D（9.93）@75

术后 9 个月，拆线后 2 个月，OD：0.15

H 45.00 D（7.51 mm）@ 40/V 45.50 D（7.41 mm）@130

讨论：

① 术后 3 ~ 7 个月角膜较平，不规则，多呈远视并散光状态。

② 术后 9 个月后（拆线 2 个月）角膜植片轻变变凸，表现出近视状态，屈光状态趋于稳定。

三、眼外伤患者的验光

合并角膜裂伤的眼外伤患者角膜伤口愈合后，角膜瘢痕形成，屈光状态将明显不同于之前，有些病例则有严重不规则的角膜散光，严重影响视功能。如合并白内障、玻璃体混浊等屈光间质混浊，不能用验光配镜矫正。但临床有些眼外伤病例通过配框镜特别是角膜接触镜矫正，获得意外可喜的矫正视力。因此要耐心、细致地对待眼外伤患者的视力矫正，而不要轻易放弃，下面举一个临床实际案例。

【案例 3】某男，37 岁，左眼外伤 1 年，角膜内侧 6 ~ 12 点处白色瘢痕，瞳孔变形，在角膜外缘 9 点处虹膜轻度前粘连，晶体透明，准备施角膜移植术。

（1）裸眼视力　OD：1.0，OS：0.5。

（2）电脑验光　OD：–0.15DS/–0.50DC×90，OS：+0.75DS/–6.50DC×80。

（3）角膜地形图　左眼角膜严重不规则。

（4）RGP 矫正　镜片曲率 7.95mm，直径 9.8mm，外插 +2.75D，视力 1.0。

（5）RGP 戴镜后复查视力为 1.0。

（6）讨论　此类疑难患者的主观验光与常规主观验光有以下不同点：

① 疑难患者的主观验光并不一定使用综合验光仪。

② 验光程序并不一定按照常规步骤。

③ 球镜的每次调整变化量可能是 0.50 ~ 1.00D，而不是常规的 0.25D。

④ 交叉柱镜的使用也是如此，即可能需要使用 0.50D/1.00D，而不是 0.25D 的规格。

⑤ 裂隙片和散光表的应用对不规则散光患者的主观验光非常有意义。

⑥ 有时可能无法得到客观检影数据，这时需要辅助测量角膜曲率等，然后主要依靠主观验光结果。

⑦ 这类患者的角膜接触镜的使用很重要，验光师要充分认识到这一技术的应用。

综上所述，验光技术是一门科学，是给人们带来理想视功能的学科，要求严谨、细致、准确。特殊患者的验光配镜更显复杂，需要具备眼科疾病、手术治疗的相关知识，更需要娴熟的验光技术和综合问题分析、处理的能力。

知识点 4　屈光手术前后验光

| 理论要求 |

掌握屈光手术前后验光要求及验光方法。

屈光手术近年来发展迅速，尤其是当准分子激光角膜屈光手术（LASIK）出现以后，屈光手术以其高度的安全性、有效性和可预测性为广大的屈光不正患者所接受。角膜屈光手术如激光光学角膜切削术 PRK（Photo Refractive keratecomy）、LASIK 以及近年来出来的准分子激光上皮下角膜磨镶术 LASEK 和 Epi-LASIK 等，主要是针对屈光度数在 -15.00D 以下的近视以及部分远视和散光等屈光不正患者；对于部分屈光度在 -15.00D 以上的近视患者，目前在技术和医疗条件允许的情况下，建议接受有晶体眼人工晶状体植入术或透明晶状体置换术；而白内障手术目前也越来越多地注重患者术后的屈光状态和视觉效果，从而成为屈光手术的一种。

对于所有种类的屈光手术，验光的结果准确与否将直接影响到手术的成功和术后的处理措施，因此与屈光手术密切相关的验光就越发显得异常重要。

一、原理

基本原理同常规验光。

二、检查前的准备

验光前，为保证验光结果的准确性，嘱屈光不正患者须保证眼睛调节不要处于过度疲劳状态。对于配戴角膜接触镜患者，软镜须停戴 1 ~ 2 周，硬镜停戴 1 个月以上，OK 镜配戴者须停戴半年以上。

三、术前验光

1．电脑验光

电脑验光是一种客观的验光方法，往往由于患者主观调节、器械性调节、近轴调节和黑暗性调节的存在，使得验光结果出现过矫，因此只能作为屈光手术前后验光的一种参考。

2．角膜地形图检查

角膜地形图检查是屈光手术前必须进行的检查项目，主要技术参数包括角膜表面非对称指数、角膜表面规则性指数、潜视力、模拟角膜镜读数和最小角膜镜读数等。角膜地形图的测量能够精确分析全角膜前表面任意点的曲率，检测角膜屈光力，形象地反映角膜前表面的形态特征，如角膜的顺规散光、逆规散光、不规则散光以及对圆锥角膜的诊断和筛选。因此角膜地形图在屈光手术中对手术方案的设计、手术效果的评估以及术后的动态观察起到重要作用。角膜地形图只能反映角膜前表面的形态特征，对于角膜后表面曲率的检查还要借助于 ORBSCAN 角膜形态检查系统，使得医生在手术前后发现角膜后表面的曲率特征。

3．检影验光

检影验光是主观验光的主要参考依据。通常用检影镜照亮被检查的眼底，用检影镜直接观察从被检者眼底（色素上皮和脉络膜）反射出来的光线的聚散度。被检眼的屈光状态（正视、近视、远视和散光）决定了被检眼发出光线的聚散度。检影验光作为验光的常规步骤之一，其结果常常作为进一步主观验光的起点，准确的检影验光加速了整个主观验光的过程，而且有助于医师确定手术方案设计。

4．综合验光

综合验光是屈光手术的主要验光参考数据。利用主观验光的方法，获得患者在消除了主观调节状态下的屈光结果，包括红绿平衡的状态，确定优势眼的存在和散光轴向。使用综合验光仪及规范程序是最重要的验光步骤，是获得最佳结果的必然过程，它通过精细调整球性成分、散光轴、散光度数和双眼平衡，达到视力最佳、注视持久而舒适的境界。

5．老视验光

老视是当调节近点逐渐下降，调节困难或无法使用调节来近距离工作或阅读。对大部分人，当调节幅度下降到小于 5.00D 时（调节近点 20cm），近距离工作就很困难。有代表性的老视者，在 40 岁早期需要 1.00D 的阅读近附加，在 55 岁时需要 2.25D 或 2.50D 近附加。因此，对于 40 岁左右的屈光不正手术患者，必须进行老视验光，测量其调节幅度和近附加，以最后确定其在手术时所要保留的屈光度。

手术前必须复验，确认验光度数。距上次验光间隔时间较长的患者（3 个月以上）需要重新验光，以确定其屈光度是否发生变化。而且对于配戴角膜接触镜患者，停戴软镜或硬镜后，也需要予以复验。对于临床型或亚临床型圆锥角膜患者，可以通过间隔半年的复验结合角膜地形图的改变以确定其是否处于进展状态，从而对其进行筛选。

四、术后验光

（一）屈光手术后验光

对于角膜屈光手术后的患者，电脑验光有时会出现实际屈光状态和电脑验光值相差甚大，电脑验光值表现为近视状态，因此屈光手术后不能以电脑验光作为参考。而角膜屈光手术后由于角膜中央区经过激光的切割，中央区影动与周边的影动会不同，因此需要排除周边影动的干扰。术后仍然需要利用主观验光的方法，获得患者在消除了主观调节状态下的屈光结果，使用综合验光仪及规范程序是最重要的验光步骤，是获得最佳结果的必然过程。

（二）角膜屈光手术后硬镜的验配

角膜屈光手术后由于角膜中央平坦甚至轻度凹陷，软镜的配镜往往不够理想，因此需要定制符合其术后角膜形态的硬镜。硬镜的验配过程基本上同 RGP 的验配，需要进行试戴片的验光、荧光图像评估等，最后才能确定硬镜设计的参数，如屈光度、基弧、直径等。

五、注意事项

（一）睫状肌麻痹

一般屈光手术前的验光并不需要进行睫状肌麻痹的散瞳验光。实际工作中会遇到特殊情况，如刚刚结束考试的青年学生，往往存在调节痉挛，所以需要进行散瞳验光。散瞳验光一般应用快速散瞳剂，如托吡卡胺、环戊通，每 10min 点眼 1 次，连续 3 次，半小时后检影验光，第 2 天复查，以最好矫正视力的最小度数为手术治疗的依据。对于调节痉挛严重的患者，需嘱其眼睛充分休息一段时间后再进行复查。

（二）散光是屈光手术检查时应注意的一个重要问题

眼散光的来源是角膜眼内两大部分，角膜散光是眼散光的最大部分，包括角膜前后面的散光；眼内散光则包括晶状体、视轴偏心、瞳孔偏心及视网膜等部位可能存在的散光。其中晶状体散光常常对角膜散光进行补偿，使总散光看起来并不大。但当单纯矫正角膜散光或更换晶状体后，显露出晶状体散光或角膜散光，这是经常要考虑避免的问题。

（三）优势眼问题

认识和确定优势眼在屈光手术中有其特殊的意义。临床上发现，双眼视力不错而仍有不适者可能是优势眼的问题：优势眼的视力得不到很好的矫正；优势眼欠矫而另一眼过矫。凡此种种，可能是打破了患者原有的用眼习惯和平衡，从而引起一系列的临床表现。因此，要特别注意优势眼的充分矫正或精确矫正，保持手术前后优势眼一致，可使患者术后主观不适感明显降低。在综合验光双眼平衡阶段，无法同时达到一样清晰的情况下，应该选择保持其优势眼清晰处方。

（四）案例分析

【**案例 1**】一位 22 岁青年欲接受角膜屈光手术，平时戴镜，OU：–5.25D，需要确定其验光度数。

（1）电脑验光　OD：–5.25D/–0.25D×168，OS：–5.50D/–0.25D×10。

（2）角膜地形图 SimK 值　OD：45.12D/44.65D@172，OS：45.34D/44.77D@17。

（3）检影验光　OD：–5.00D/–0.50D×170，OS：–5.25D/–0.25D×13。

（4）主观验光　OD：–5.00D/–0.50D×170，OS：–5.00D/–0.25D×15。

术前主观验光同以上主观验光，故最后手术度数以主观验光度数为准。

【**案例 2**】一位 40 岁的近视患者，眼镜度数 OU：–8.00D，欲接受角膜屈光手术，需要做哪些术前的检查结果来确定手术度数？

（1）电脑验光　OU：–8.50D。

（2）角膜地形图 SimK 值　OD：44.52D/43.75@14，OS：44.76D/43.95@172。

（3）检影验光　OD：–8.00D/–0.50D×10，OS：–8.25D/–0.25D×173。

（4）主观验光　OD：–8.00D，OS：–8.25D。

（5）调节幅度 4.00D，近附加 0.50D。

因此可以根据患者的调节幅度和近附加来确定需要保留的屈光度和手术的度数。部分出现老视的近视患者，对手术后远视力的要求较高时，在患者理解后可考虑给予一只眼全矫正视远、另一只眼欠矫正视近的手术方案，通常优势眼全矫正视远，另一只眼根据调节幅度和近附加情况予以适度的欠矫，但患者术后可能需要一段时间的单眼视训练和适应过程。

知识点5　低视力患者验光

|理论要求|

1. 掌握低视力患者验光的特点。
2. 掌握裂隙片的检查原理及方法。

根据世界卫生组织 1973 年制定盲及低视力的诊断标准，低视力指双眼最佳矫正视力低于 0.3 而大于 0.05 或视野范围小于 20°。由于低视力患者矫正视力较差，部分患者同时有屈光媒质混浊，常规的客观和主观方法难以得到准确的屈光度，需要通过各种手段结合获取其屈光度。

一、原理

低视力的检查为完整眼科检查，其中验光原理与常规验光相同，即客观验光和主观验光相结合，同时给予低视力助视器的选择和试戴。

二、检查步骤

低视力的检查包括病史、视力、验光、眼部健康检查、视野、低视力注视器试戴等，与常规完整的眼部检查相同，但所使用的工具及其验光过程有一定的变化。验光和视野检查是整个检查步骤中比较重要的环节，因为这不仅关系到低视力诊断，而且关系到低视力助视器的验配。

（一）病史

病史采集非常重要，经常为验光师忽略。它可以帮助医生了解低视力患者就诊的目的、既往的治疗过程、对视觉质量和照明的要求、过去使用助视器的经验以及全身的情况等，从而指导低视力患者的治疗。问诊时需特别注意患者对视觉质量的要求，如阅读字体大小、生活环境、是否开车、行动是否方便等。

（二）视力检查

视力是最重要的视觉功能，也是低视力助视器选择的主要依据。低视力患者包括远视力和近视力检查。通常不使用投影式视力表，其原因为：① 对低视力患者来说，日常使用视力表的最大的字母对他们来说可能还太小。② 视力表增率太大。③ 无法变距测量。用于低视力测量的视力表为：Feinblooms 视力表、Bailey-Lovie 视力表以及我国刘晓玲设计的低视力对数视力表。

（三）客观验光

通过客观的检查方法来获得眼的屈光状态。在客观验光方法中，最主要的是检影验光法，还有角膜曲率计法、电脑验光法等。低视力患者的主观反应往往不可靠，因此客观验光就显得尤为重要。

如果屈光介质尚清，瞳孔不小，就可以采用检影验光法。如果检影较困难，就要使用一些特殊技巧。当检影反光较暗甚至看不到时，验光师可以靠近患者一些。如果是高度近视，光影会变得更亮，影动更快，容易评估。但在计算最后度数时，需要考虑工作距离的变化。如果是高度远视，影动会更暗、更慢。这时可以插入一个 +10.00D 的镜片，影动应该会变亮而易于评估。如果上述两种方法都无法提高检影亮度，可以在偏轴方向进行观察。但需要注意的是，偏轴观察会产生较大的误差，尤其是在散光的估计上。晶体或角膜的不规则，或者是视网膜劈裂，看到的影光可能被折为几段，难以判断哪一部分应该被中和。原则是中和最亮的那一部分。

尽管电脑验光仪日益普及，但对于低视力人群，并没有显示出突出的优势。原因在于这些仪器都是靠视网膜的反光来判断屈光状态的。当屈光介质不规则、瞳孔较小或注视不稳定时，产生的误差往往较大甚至无数据显示。但总体来说，如果检影验光能够得到，这些仪器也同样能显示出较合理的数值。

角膜曲率的测量能帮助提供角膜前表面形态的信息。当检影无法获得可靠的散光测量时，角膜曲率的测量尤为重要。尤其是对于高度的散光，角膜曲率的测量能提供重要的信息。许多低视力患者常常伴有高度的角膜散光，如白化病、圆锥角膜、虹膜缺损及先天性眼球震颤，有些白内障患者在白内障摘除术后也可能因为手术造成较高的角膜散光。

（四）主观验光

虽然综合验光仪日益在临床验光中普及，但适合于低视力验光的工具仍然是传统的试戴镜。试戴镜可以让患者在习惯的眼位和头位情况下尽可能获得最佳视力，同时验光师可以较大幅度地更换镜片，以节省验光时间。使用试戴镜的原因在于：

① 低视力患者常常是偏心注视，且需要头位的代偿，才能获得最佳视力。

② 许多低视力患者表现有眼球震颤，通过试戴镜，临床医师能观察到眼球位置或注意力的变化。

③ 能观察到特殊的注视行为，如头位变化或眼球运动。

④ 如眼球震颤，直接通过大孔径的试戴镜片进行检影更容易看清反光。

⑤ 低视力患者所需要的镜片往往变化较大，使用试戴镜片，操作速度更快更方便。

⑥ 配戴更接近正常的顶点距离，这对于高度数患者尤其重要。

⑦ 对光线敏感的患者不得不眯眼注视视标，医生可以通过试戴镜观察到这一点。

主观验光以客观验光为基础，如果无法从客观验光中获知患者的屈光状态，可以以患者原来的眼镜处方为起点。

1. 球镜的测量

主要原则是球镜变化的级率较大，通常为 1.00 ~ 2.00D，常规验光使用的 0.25D 级率不能为低视力患者所分辨。球镜通常以客观验光的结果为起点，如果结果不可靠，可以采用以下方法作为球镜测量的起点：在患者眼前放置 + 6.00D 和 – 6.00D 镜片，让其比较 + 6.00D、– 6.00D 和没有放置镜片时的区别。如果 – 6.00D 较清楚，在这个基础上逐渐增加或减少屈光度，直到达到最佳球镜视力。在接近最佳球镜视力时，需逐渐降低球镜变化的级率。

2. 散光的测量

散光的起点应根据检影验光或角膜曲率计的结果确定。也可以根据以下方法确定起点：在 4 个主要象限 90°、180°、45° 或 135° 放置 – 4.00D 的散光镜，让患者感觉哪一个象限视力最清晰。也可以将镜片放置在可以旋转轴向的试戴镜架上，让患者旋转轴向，直到达到最佳视力。

3. 散光的精确

和常规验光一样，对于低视力患者散光的精确测量仍然是交叉柱镜试验，步骤同常规的交叉柱镜一样，不同的是最好选用手持式的交叉柱镜。首先确定散光轴，再确定散光量。交叉柱镜屈光度的选择基于患者对于屈光度数变化的反应。如果反应较敏感最佳球镜视力小于 0.1，选择的度数为 ±1.00D。对于高度散光或不规则散光的患者或者检影时影动反光不明显的患者，可以使用裂隙片法。

裂隙片为裂缝宽度为 0.5mm 或 1mm（图 6-1），相当于针孔限制进入眼的光线，并且具有方向性，裂隙对与其垂直的光线起阻挡作用，结果使视网膜前与裂隙方向一致的焦线方向像差减少，焦深增大。在裂隙片旋转过程中，有散光眼焦深以外的另一条焦线与视网膜距离不同，会出现最清晰位与最模糊位，在两个方位上分别增加镜片度数至最好视力，即可得出散光。

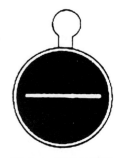

图 6-1　裂隙片裂缝

裂隙片法检查步骤如下：

① 球镜矫正至最好视力，不预放任何柱镜。

② 雾视 +0.50 ~ +0.75DS。

③ 插上裂隙片，从 0° 到 180° 进行旋转，辨认有无清晰度变化（确定有无散光）。无散光眼，点像在视网膜前，所有位置清晰度相同；有散光眼，两焦线距离不同，出现最清晰与最模糊位。

④ 分别在最清晰和最模糊的位置，在裂隙片前先加正球镜使视力下降，后加负镜达到最好视力。

⑤ 分别写下清晰位及模糊位的球镜度数，再运用光学十字求出被检眼的屈光不正的球镜、柱镜及轴位等参数，裂隙的方向为屈光力方向，轴与其垂直。

（五）眼部健康检查

眼部健康检查包括裂隙灯显微镜检查和检眼镜检查，目的是了解引起低视力的病因。常见的病因有：沙眼、角膜白斑、先天性眼球震颤、白内障、高度近视、先天性视网膜色素变性。如果有活动性病变则应先治疗眼部活动性病变；只有眼科的各种治疗手段无效时，才考虑使用低视力助视器。

（六）视野检查

视野检查是低视力检查中的常规项目，通过视野检查可以了解患者的周边视力情况，有助于青光眼、视网膜色素变性等疾病的诊断和治疗；视野小于 20° 的低视力患者，在行动和方向定位上会有一定的障碍，需要给予低视力助视器。

三、低视力助视器的选择试戴

根据使用的目的，分为远用的低视力助视器和近用的低视力助视器。近用的低视力助视器包括正透镜、手持式放大镜、立式放大镜；远用低视力助视器包括眼镜式望远镜、手持式望远镜。低视力助视器类型的选择根据使用的需要而定，助视器的放大倍率根据目标视力／矫正视力的比率来确定。试戴时，可以给予不同类型和不同放大倍率的助视器进行选择，直到患者满意为止。

【案例1】某患者62岁，男性，退休教师。双眼年龄相关性黄斑变性7年，因阅读报纸困难来就诊。

（1）问诊　日常行动无障碍，目标视力是能够阅读中文报纸（中文5号字体）。

（2）检影验光　OD：+3.00DS/−0.5DC×95；OS：+4.00DS/−0.75DC×85。

（3）主观验光　OD：+3.25DS/−0.5DC×95，矫正视力0.2；

OS：+3.75DS/−0.75DC×85，矫正视力0.15。

（4）眼部健康检查　双眼年龄相关性黄斑变性，双眼轻度年龄相关性白内障。

（5）视野检查　平面视野检查正常视野。

（6）低视力助视器选择　中文5号字体相当于0.4的近视力（40cm），因此需要放大的倍数为0.4/0.15≈2.5倍，放大镜的屈光力为2.5×4 = 10.00（D）。

（7）处方　OD：+3.25DS/−0.5DC×95，矫正视力0.2；

OS：+3.75DS/−0.75DC×85，矫正视力0.15。

（8）低视力助视器　立式低视力助视器2.5倍（10.00D）。

【案例2】某患者65岁，女性，退休工人。双眼年龄相关性白内障15年，因无法看清路牌来就诊。

（1）问诊　日常行动轻度障碍，要求看清路牌或公交车标识等日常生活需要。

（2）检影验光　因影光较弱，检影时工作距离较近。

OD：−1.00DS；OS：−2.00DS/−0.50DC×180。

（3）主观验光　OD：−1.00DS，矫正视力0.1；

OS：−1.75DS/−0.50DC×180，矫正视力0.15。

（4）眼部健康检查　双眼年龄相关性白内障，正常眼底。

（5）视野检查　Humpery：30-2，正常视野。

（6）处理　建议进行双眼白内障超声乳化人工晶体植入手术。

【案例3】某患者52岁，女性，职员。双眼高度近视30年。

（1）问诊　日常行动轻度障碍，要求看清路牌和公交车标识等满足日常生活需要。

（2）检影验光　OD：–13.50DS/–3.00DC×10，矫正视力 0.15；

OS：–16.00DS/ –2.50DC×180，矫正视力 0.1。

（3）主观验光　OD：–13.50DS/–3.00DC×10，矫正视力 0.15；

OS：–16.00DS/ –2.50DC×180，矫正视力 0.1。

（4）眼部健康检查　高度近视性黄斑病变。

（5）视野检查　Humpery：30–2，正常视野。

（6）低视力助视器选择　看清路牌和公交车标识需要 0.4 的远视力。因此需要放大倍率为 0.4/0.1＝4，如果给予作为低视力的助视器，所需的放大倍率为 4。

（7）处方　OD：–13.50DS/–3.00DC×10，矫正视力 0.15；

OS：–16.00DS/–2.50DC× 180，矫正视力 0.1。

（8）低视力助视器　4 倍手持式开普勒望远镜。

【案例 4】某患者 63 岁，男性。双眼视网膜色素变性 30 余年，行动困难。

（1）问诊　日常行动障碍，移动和定位困难。

（2）检影验光　OD：平光，OS：+0.25。

（3）主观验光　OD：平光，矫正视力 0.4；OS：平光，矫正视力 0.4。

（4）眼部健康检查　双眼视网膜色素变性。

（5）视野检查　Humpery：30–2；最大视野范围：10°。

（6）低视力助视器选择　因患者视野缩小，行动困难，给予 2.5 倍的开普勒望远镜逆向使用增大视野，视野增大至 25°（10×2.5），但需要向患者解释物体将缩小为 1/4。

思考题

1. 儿童的屈光特点及验光方法是什么？

2. 睫状肌麻痹药物有哪几种？简述各自的适应症及注意事项。

3. 简述白内障术后的验光配镜时机和屈光特点。

4. 如何选择白内障术后矫正方式？

5. 圆锥角膜的临床表现和验光特点有哪些？

6. 眼外伤和角膜移植术后的屈光特点有哪些？

7. 屈光手术前后验光的特点是什么？

8. 低视力患者验光的特点是什么？

9. 简述裂隙片检查的原理及操作步骤。

【实训项目 13】 裂隙片检查

一、目标

掌握裂隙片检查的操作步骤。

二、工具与设备

镜片箱、试镜架、视力表。

三、步骤

（1）不预置柱镜，单眼初次球镜验证度数作为裂隙片检查的起点。

（2）遮盖左眼，在被测右眼前加上 +0.50 ~ +0.75DS，雾视后视力为 0.6 ~ 0.7。

（3）插上裂隙片，从 0°到 180°进行旋转，指导被检者看整张视力表，比较各个裂隙方向上的清晰度是否相同，哪个位置最清楚，哪个位置最模糊。

（4）如果各个裂隙方向上的清晰度相同，说明无散光；如果清晰度不同，确定最清晰和最模糊位置，分别查出最清晰和最模糊位置的视力。

（5）分别在最清晰 / 最模糊的位置，在裂隙片前先加正球镜使视力下降，后加负镜达最好矫正视力，记录裂隙片前所加度数，结合裂隙片后的预置度数，计算出最后结果。

（6）左眼检查步骤同右眼。

四、操作记录

检查结果与记录见表 6-2。

表 6-2 裂隙片结果记录表

模拟病人姓名					
客观验光起点	OD		最清晰位获得最好视力所加镜片度数	OD	
	OS			OS	
初次球镜终点	OD		最模糊位及视力	OD	
	OS			OS	

续表

雾视终点 （裂隙片起点）	OD		最模糊位获得 最好视力 所加镜片度数	OD	
	OS			OS	
最清晰位及视力	OD		裂隙片检查结果	OD	
	OS			OS	

项目七　配镜处方原则

| 学习目标 |

掌握近视的处方原则；掌握远视的处方原则；掌握散光的处方原则；掌握老视的处方原则；熟悉特殊情况下的处方原则。

知识点 1　近视的处方原则

| 理论要求 |

掌握不同年龄段近视患者的特点及处方原则。

近视是指眼在调节静止状态下，平行光线经过眼的屈光折射后，聚焦在视网膜之前的屈光状态。我国是世界上近视发病率最高的国家之一，并有逐年增加的趋势，特别是青少年，近视问题很严重，如何为近视患者提供合理、科学的处方显得尤为重要。近视的处方总原则为：最佳矫正视力、最低度数负镜片，同时能用眼舒适、持久。

对于近视患者验光，一般使用散瞳剂的情况如下：6 岁以下幼儿患者需要阿托品散瞳验光（目前已经较少对婴儿的近视患者使用阿托品散瞳，因为阿托品会对婴儿、唐氏综合征、癫痫等患者产生一些较严重的副作用，可以使用 1% 托吡卡胺和 1% 硫酸环戊酮混合药水，每只眼每次点一滴，必要时追加次数）；6 ~ 18岁患者可用快速散瞳验光；18 岁以上患者不需要散瞳验光。但有些特殊情况，需要特殊处理。近视患者的给镜度数一般以瞳孔恢复后的度数为主进行试戴调整。

近视的矫正方法可以是戴框架眼镜、角膜接触镜或进行屈光手术。一般首选框架眼镜，其矫正原理是，通过合适的负镜使聚焦点往后移，并正好落在视网膜黄斑区，达到清晰的视力。但对于不同年龄阶段和不同情况，处方的确定原则有所不同。

一、6 岁以前的儿童

该年龄阶段的屈光不正，均需在睫状肌麻痹（阿托品）下验光，排除假性近视的可能。若确定为近视，0～2 岁的儿童有正视化的趋势，有一定近视降低的可能，另外该年龄阶段的儿童主要视近，对远视力暂无要求，所以中低度近视可先观察，高度近视部分矫正。3～6 岁的儿童，正视化趋势基本结束，对于低于 –1.50 D 的低度近视者可以暂不配镜，以观察为主；–1.50 D 以上的近视者，应给予充分矫正，这样才能使视网膜成像清晰，刺激视觉器官正常发育，防止近视度数进一步加深，还可以预防外斜视。

二、6～18 岁的青少年

该年龄阶段的屈光特点是：第一，近视度数变化最快，一般每年增加 0.50D 左右的度数，因此应该定期复查。对于度数加深过快的人可考虑配戴硬性角膜接触镜或角膜塑形镜，防止近视加深过快；第二，该阶段看近用眼较多，调节力相当强。因此该年龄阶段的近视验光，建议用快速散瞳验光，并且还需要排除假性近视患者，如该年龄阶段的患者，远视力下降，近视力好或视力不稳定，怀疑有假性近视者，有时需要用阿托品睫状肌麻痹验光。

【案例 1】10 岁男孩，初次就诊，主诉看黑板模糊半年余，无其他不适。其父母均无近视。检查结果如下：

（1）裸眼远视力　OD：0.5；OS：0.6。

（2）裸眼近视力　OD：1.0；OS：1.0。

（3）0.5％托吡卡胺睫状肌麻痹下主观验光　OD：–1.50DS，矫正视力 1.0；OS：–1.25DS，矫正视力 1.0。

（4）复验时主观验光　OD：–1.75DS，矫正视力 1.0；OS：–1.50DS，矫正视力 1.0。

（5）Von Craefe 隐斜测量　远：正位；近：$2^\triangle$外隐斜。

（6）戴镜下融像范围检查　远：BI（发散范围）正常，BO（集合范围）正常；近：BI 正常，BO 正常。

（7）戴镜下相对调节检查　NRA：+3.00 D；PRA：–3.50 D。

（8）诊断　双眼屈光不正（近视）。

（9）处理　配镜。OD：–1.75DS，矫正视力 1.0；OS：–1.50DS，矫正视力 1.0；

PD：56mm。

年龄较小的近视患者，验光原则是散瞳后验一次光，瞳孔恢复后再验一次，以瞳孔恢复后的度数为基础，并参考瞳孔散大情况下的验光度数确定初步处方，再进行试戴，调整得出最后处方（原则上瞳孔散大时和复验时的度数相差不应超过 0.50 D，否则要考虑调节痉挛的因素）。近视的处方原则是尽量以最低度数负镜片矫正到最佳视力，在验光过程中始终要注意这个原则。

【案例2】11 岁男孩，初次就诊，主诉看黑板有时模糊有时尚可 2 个月，无其他不适。最近经常上网玩游戏，其父母均无近视。检查结果如下：

（1）裸眼远视力　OD：0.8；OS：0.7。

（2）裸眼近视力　OD：1.0；OS：1.0。

（3）使用睫状肌麻痹剂后远视力　OD：1.0；OS：1.0。

（4）1%阿托品睫状肌麻痹下综合验光　OD：+0.25DS，矫正视力 1.0；OS：plano（平光），矫正视力 1.0。

（5）复验时主观验光　OD：–0.50DS，矫正视力 1.0；OS：–0.75DS，矫正视力 1.0。

（6）Von Graefe 隐斜测量　远：正位；近：正位。

（7）戴镜下融像范围检查　远：BI 正常，BO 正常；近：BI 正常，BO 正常。

（8）诊断　双眼假性近视

（9）处理　注意用眼卫生，晚上可点用快速散瞳剂以放松调节，必要时视近时配戴 +1.00 ~ +1.50 D 的近附加镜以减少调节，3 个月后复查。

假性近视是指远视力 <1.0，近视力 ≥ 1.0，用 1%阿托品眼膏涂眼，连续 3 天后，近视消失，呈现为正视或轻度远视。假性近视患者的特点包括：远视力低于近视力，视力不稳定，多见于青少年，但少数从事近距离工作的青壮年也可发生假性近视，患者多存在高强度用眼史，排除假性近视最可靠的方法是睫状肌麻痹验光。

三、19 ~ 40 岁的青年人

该年龄阶段视力相对较稳定，一般不会发生太大变化，并且该年龄阶段适应力下降，因此开处方时，除了尽量达到最佳视力外，处方要尽量接近原处方，一般不轻易对原处方做太大的变动，以免导致戴镜的不适应。如果发现成人近视突然加深较多，最近一段时间内有高强度用眼史，要考虑调节痉挛的因素。对于这类患者需要用睫状肌麻痹剂进行验光，去除调节痉挛，然后再根据实际情况进行处理。除了戴框架眼镜和角膜接触镜外也可考虑做近视屈光手术。

【案例3】患者24岁，主诉戴镜看黑板不清晰半年，已戴镜3年，目前的眼镜是2年前在眼镜店配的，度数是双眼−2.25DS，父母均无近视，检查结果如下：

（1）裸眼远视力　OD：0.15；OS：0.15。

（2）裸眼近视力　OD：1.0；OS：1.0。

（3）检影验光　OD：−3.25DS，矫正视力1.0；OS：−3.25DS/0.50 DC×175，矫正视力1.0。

（4）主观验光　OD：−3.00DS，矫正视力1.0；OS：−2.75DS/0.50 DC×175，矫正视力1.0。

（5）Von Graefe隐斜测量　远：1$^\triangle$外隐斜；近：3$^\triangle$外隐斜。

（6）戴镜下融像范围检查　远：BI正常，BO正常；近：BI正常，BO正常。

（7）戴镜下相对调节检查　NRA：+2.50 D；PRA：−3.00 D。

（8）诊断　双眼屈光不正（近视＋散光）。

（9）处理　配镜。OD：−3.00DS，矫正视力1.0；
　　　　　　　　　 OS：−2.75DS/0.50 DC×175，矫正视力1.0；
　　　　　　　　　 PD：68mm。

该年龄阶段的近视一般不需要用睫状肌麻痹剂验光，只要进行充分的雾视处理即可。所谓雾视是指在被检眼前加一定的过量的正镜，使其焦点移到视网膜前，促使被检眼放松调节。当然对于个别患者调节不稳定，如检影验光时发现一会儿中和，一会儿又逆动，或近视度数突然加深较多者，也可考虑用睫状肌麻痹剂验光。

四、40～60岁的中年人

40岁以后，患者会慢慢出现老视，即出现视近困难的现象。给这一年龄阶段的患者开处方时，既要考虑远视力的矫正，还要考虑近视力的矫正。在有些患者对于远视力要求不是很高的情况下，可以适当欠矫，兼顾近视力。必要时可以给患者配双光镜或渐进镜。

五、60岁以上的老年人

该年龄阶段的视力经常会发生一些变化，原因是晶状体皮质混浊、老化或血糖的变化引起晶状体的密度变化进而导致晶状体屈光指数的改变，引起近视度数的变化，或者原来正视眼现在变成近视眼、远视眼或散光眼，因此该年龄阶段的一些患者可能要经常更换眼镜度数。

六、近视验光处方注意事项

① 假性近视者不应配镜，要注意用眼卫生，或滴睫状肌麻痹剂放松调节。

② 高度近视者，如不能耐受全矫，可适当欠矫（可从全矫度数里减去1.00～3.00 D），兼顾舒适性，具体降低多少度要根据试戴情况进行调整。

③ 轻度近视无症状者可不配镜，有症状者可以视远时戴，视近时不戴。

④ 轻中度近视者如视力下降较明显，应坚持戴镜，减少集合与调节的不协调，减轻视疲劳症状。

⑤ 近视伴外斜者，应尽量全矫，而近视伴内斜者，应欠矫。

⑥ 近视眼矫正要确保双眼平衡或主视眼清晰为主的原则。

知识点 2   远视的处方原则

| 理论要求 |

掌握不同年龄段远视患者的特点及处方原则。

远视眼的定义：在眼调节静止状态下，平行光线经眼的屈光折射后落在视网膜后的屈光状态。因此远视眼不管看远还是看近都需要动用调节。

远视按调节状态可分为显性远视和隐性远视。所谓显性远视是指常规验光过程中可以验出的度数，而隐性远视是指无睫状肌麻痹验光过程中不被发现的远视，这部分远视被调节遮盖，显性远视和隐性远视之和即为全远视。

远视的处方原则是最佳矫正视力，最高度数正镜片，同时感觉用眼舒适和持久。对于远视的患者要用尽量高的度数来放松患者使用的调节，防止患者因过度使用调节引起的视疲劳症状。远视眼的矫正原理是戴凸透镜使聚焦点往前移，并正好落在视网膜黄斑区，达到放松调节的目的，获得清晰的视力。

轻度远视患者如无症状可不矫正，中度远视以上则应矫正。有些远视患者远近视力均不错，就是视疲劳明显（特别是看书时），这类患者哪怕是轻度远视也应矫正，虽然他们可能会觉得戴镜后视力不如裸眼视力，但对于这类患者的矫正目的不是要提高视力而是要减轻视疲劳症状。

远视患者调节力较强，15 岁以下首次验光应用阿托品麻痹睫状肌后验光，15 ~ 40 岁的首次就诊远视患者也建议用快速散瞳验光。对于一般成年人的验光如果没用睫状肌麻痹剂者，要注意尽量做好雾视过程。远视患者给镜度数一般以复验时的度数为主，除非是远视伴内斜者其给镜度数一般以散瞳后度数为主进行试戴调整。

一、6 岁以前的儿童

该年龄阶段的轻度远视是生理现象，如无症状，不需配镜。中高度远视者在保留生理性调节力的基础上给予矫正，防止弱视的发生。如伴有内斜者，任何度数的远视均需要足矫。

【案例 1】患者 3 岁，已戴镜 1 年，今来复查。检查结果如下：

（1）裸眼远视力   OD: 0.2；OS: 0.2。

（2）裸眼近视力   OD: 0.15；OS: 0.15。

（3）0.5％阿托品麻痹后检影验光   OD：+9.50DS/+1.25DC×80，矫正视力 0.4；OS：+9.00DS/+1.75 DC×100，矫正视力 0.4。

（4）复验时检影   OD：+7.50DS/+1.25 DC×80，矫正视力 0.4；

OS：+7.00DS/+1.75 DC×l00，矫正视力 0.4。

（5）戴镜下遮盖实验   配合欠佳。

（6）诊断   双眼屈光不正（远视 + 散光）。

（7）处理   配镜，3 个月后复查。OD：+7.50DS/+1.25 DC×80，矫正视力 0.4；OS：+7.00DS/+1.75 DC×100，矫正视力 0.4；PD：54mm。

高度远视眼如不伴弱视及双眼视问题，可以适当欠矫。本例患者矫正视力基本正常，在保留部分生理性远视量的基础上给予配镜。所谓生理性远视是指学龄前儿童的眼睛，由于生长发育的原因，眼轴并未达到成人水平，眼睛的前后轴较短，这种情况引起的远视称作生理性远视，随着儿童生长发育，眼球成熟，该现象会逐渐消失。对于某些就诊不方便的患者，必要时可考虑在散瞳下度数的基础上扣除生理性远视量给予配镜。生理性远视量随年龄的不同而不同，4 岁及以下的孩子有 2.00D 左右的生理性远视，5 ~ 6 岁的儿童有 1.50D 左右的生理性远视，7 ~ 8 岁的儿童散瞳验光结果有 1.00D 左右的生理性远视。

二、6 ~ 18 岁的青少年

该年龄阶段阅读时间增多，使用的调节量也增多，某些远视患者开始出现视疲劳症状。对于该阶段患者，无症状者可不必配镜，如有视力减退、视疲劳应矫正，有内斜者则应足矫，常戴。

【**案例2**】13岁男患者，初次就诊，主诉看书时间长时视疲劳半年余，黑板上的字可以看清，无其他不适。检查结果如下：

（1）裸眼远视力　OD：1.0；OS：1.0。

（2）裸眼近视力　OD：0.8+/25cm；OS：0.8+/25cm。

（3）未使用阿托品检影验光　OD：平光，矫正视力1.0；OS：平光，矫正视力1.0。

（4）1%阿托品麻痹后检影验光　OD：+2.50DS，矫正视力1.0；OS：+2.75DS，矫正视力1.0。

（5）复验时主观验光　OD：+1.50DS，矫正视力1.0；OS：+2.00DS，矫正视力1.0。

（6）Von Graefe隐斜测量　远：正位；近：正位。

（7）戴镜下融像范围检查　远：BI正常，BO正常；近：BI正常，BO正常。

（8）戴镜下相对调节检查　NRA：+2.50D；PRA：−3.00D。

（9）诊断　双眼屈光不正（远视）。

（10）处理　配镜（仅近用时戴），1年后复查。OD：+1.50DS，矫正视力1.0；OS：+2.00DS，矫正视力1.0；PD：60mm。

低度远视眼动用自身调节时，可以达到清晰的远近视力，患者已经习惯动用调节的状态。本例患者度数低于+3.00 D，可以仅在看近时戴镜以减轻看近时的视疲劳症状，看远时可以不戴。如果看远时戴镜反而使患者不适应，觉得看到的东西不如裸眼清晰。总之，远视患者如果视力好且没有其他不适症状，可以不用戴镜，定期复查即可。

三、19～40岁的青年

该年龄阶段，远视度数较稳定，通常不需频繁更换度数，且调节力仍够用，配镜处方原则是矫正显性远视的度数，通常还需要结合患者的舒适度考虑适当欠矫。30岁以后调节力逐渐下降，隐性远视会慢慢变成显性远视，阅读困难及视疲劳症状日趋明显，这一年龄阶段的患者要足矫显性远视的度数。

【**案例3**】35岁的患者，女，缝纫工。主诉戴镜视疲劳半年，特别是看近时，无其他不适。原镜是2年前配的，原镜度数为OD：+3.25DS，OS：+3.75DS。

检查结果如下：

（1）戴镜远视力　OD：1.0；OS：1.0。

（2）戴镜近视力　OD：1.0/40cm；OS：1.0/40cm。

（3）0.5％托吡卡胺麻痹后检影验光　OD：+5.00DS；矫正视力 1.0；OS：+5.25DS，矫正视力 1.0。

（4）复验时主观验光　OD：+4.00DS，矫正视力 1.0；OS：+4.25DS，矫正视力 1.0。

（5）Von Graefe 隐斜测量　远：正位；近：正位。

（6）戴镜下融像范围检查　远：BI 正常，BO 正常；近：BI 正常，BO 正常。

（7）戴镜下相对调节检查　NRA：+2.00D；PRA：-2.50D。

（8）诊断　双眼屈光不正（远视）。

（9）处理　配镜，半年后复查。OD：+4.25DS，矫正视力 1.0；OS：+4.50DS，矫正视力 1.0；PD：62mm。

30 岁以上的远视患者隐性远视慢慢转变为显性远视，如果出现明显的视疲劳，除了足度矫正显性远视外，还需要根据情况适当矫正部分隐性远视，或加配近附加镜，当然还要综合考虑舒适度。

四、40 岁以上的中老年人

该年龄阶段的突出问题是调节力下降引起的老视，原来有远视者则更早出现老视症状。随着年龄的增加，隐性远视会慢慢转变成显性远视。因此在该阶段的处方原则上应足度矫正全部的远视度数，同时给予合适的阅读近附加，可以考虑配戴双光镜或渐进多焦点镜片。

五、远视眼的矫正总原则

如果眼位正常且无视力下降者，可不配镜，但有视疲劳者应进行矫正；远视眼伴外斜者，可适当欠矫，伴内斜者要尽量足矫。对于需要配镜者，患者越年轻、隐性远视的度数越高，相应不可放松的调节就越大，就越要矫正不足，如果视觉症状越明显，就要尽量矫正全部远视，有调节痉挛者也要全部矫正。对于近距离工作较多者，应尽量足矫，对于从事室外活动较多者，可以适当欠矫。原则上远视眼矫正越充分，效果越好，但是有些患者可能接受不了，这时可以先给欠矫的镜片，几个月后再增加度数，直到足矫为止。

知识点 3　散光的处方原则

| 理论要求 |

掌握不同年龄段散光患者的特点及处方原则。

由于眼球在不同子午线上屈光力不同，平行光线进入眼内不能在视网膜上形成焦点而形成两条焦线和最小弥散斑的屈光状态，称为散光。散光分为规则散光和不规则散光。最大屈光力和最小屈光力主子午线相互垂直者为规则散光，不相互垂直者为不规则散光。规则散光又分为顺规散光、逆规散光和斜向散光。不规则散光常是继发性改变，如角膜瘢痕、角膜钝挫伤、翼状胬肉、虹膜粘连、晶状体脱位、圆锥角膜、白内障手术后等。散光眼的主要问题是视力降低和视觉疲劳，规则散光的矫正可以用柱镜或球柱镜，不规则散光可以用硬性角膜接触镜矫正。在给患者开具散光处方时，除了要考虑视觉清晰度以外，还要考虑患者的舒适度情况。配戴散光眼镜的主要问题是如果柱镜成分改变了，就比较不易适应，因此对于散光的处方应遵守"保守"原则。即尽量较少改动原镜处方，特别是轴向的改动要谨慎，年龄越大适应能力越差，要越保守。当然如果原镜处方不合适，则应坚决给予合适的新处方。不同年龄的散光眼，配镜原则也有所不同。

一、小于 6 岁的儿童

该年龄阶段的轻度散光，不影响视力者，可不矫正，定期观察。该年龄阶段适应力较强，如度数较高的散光，已影响到视力者，应尽量足矫，防止弱视的发生。

二、6～18 岁的青少年

该年龄阶段有临床症状的顺规散光原则上应全矫，但如果不适应者，可适当欠矫。逆规散光者或斜向散光者，对视力影响较明显，应尽量做到全矫，否则易引起视疲劳，不规则散光者，可用硬性角膜接触镜矫正。

【案例 1】一名 17 岁的患者，主诉戴镜看黑板不清晰伴视疲劳半年（坐在后排），无其他不适。原镜度数为 OD：–1.00DS/–2.25 DC×80；OS：–0.75DS/–1.75 DC×95。

检查结果如下：

（1）裸眼远视力　OD：0.3；OS：0.4。

（2）裸眼近视力　OD：0.8/40cm；OS：0.8/40cm。

（3）未使用睫状肌麻痹剂检影验光　OD：–1.50DS/–2.75 DC×85，矫正视力1.0；OS：–1.25DS/–2.50 DC×95，矫正视力1.0。

（4）主观验光　OD：–1.25DS/–2.75 DC×90，矫正视力1.0；

OS：–1.00DS/–2.50 DC×90，矫正视力1.0。

（5）Von Graefe 隐斜测量　远：1$^{\triangle}$外隐斜；近：3$^{\triangle}$外隐斜。

（6）戴镜下融像范围检查　远：BI 正常，BO 正常；近：BI 正常，BO 正常。

（7）戴镜下相对调节检查　NRA：+2.50D；PRA：–3.00D。

（8）诊断　双眼屈光不正（双眼复合近视散光）。

（9）处理　配镜，半年后复查。因患者是逆规散光，应尽量全矫，患者经试戴未觉不适后给出处方：OD：–1.25DS/–2.75 DC×90，矫正视力1.0；OS：–1.00DS/–2.50 DC×90，矫正视力1.0；PD：62mm。

三、19～40 岁的青年

该年龄阶段对柱镜的适应性较差。给这一阶段的人开处方时应充分考虑适应性问题。

斜轴比水平轴向和垂直轴向难适应，对于柱镜的轴向改变比度数改变更难适应，而且戴旧镜时间越长就越难适应新镜，因此开处方时须全面考虑各个因素。如果患者戴镜不适是由于对度数不适应引起的，可以适当欠矫或使用等效球镜进行部分矫正。等效球镜 = 处方中的球镜成分 + 柱镜的1/2。如果是由轴向引起的，可以考虑对轴向进行微调。

【案例2】22 岁患者，主诉戴镜看黑板不清晰 1 年，无其他不适。原镜处方 OD：–0.75DS/–2.50 DC×170；OS：–1.00DS/–2.75 DC×180。

检查结果如下：

（1）裸眼远视力　OD：0.4；OS：0.3。

（2）裸眼近视力　OD：0.8/40cm；OS：0.7/40cm。

（3）未使用睫状肌麻痹剂检影验光　OD：–1.00DS/–3.25 DC×180；

OS：–1.50DS/–3.50 DC×180。

（4）主观验光　OD：−0.75DS/−3.25 DC×170，矫正视力 1.0；

OS：−1.25DS/ −3.50 DC×180，矫正视力 1.0。

（5）Von Graefe 隐斜测量　远：1△外隐斜；近：3△外隐斜。

（6）戴镜下融像范围检查　远：BI 正常，BO 正常；近：BI 正常，BO 正常。

（7）戴镜下相对调节检查　NRA：+2.50D；PRA：−3.00D。

（8）诊断　双眼屈光不正（双眼复合近视散光）。

（9）处理　配镜，半年后复查。

因用全矫度数给患者试戴，患者感觉不能适应。而处方的轴向与原处方一样，因此考虑是度数不适应引起，故用等效球镜减少部分柱镜度数，经试戴后感觉尚可，给出处方：OD：−1.00DS/−2.75 DC×170，矫正视力 1.0；

OS：−1.50DS/ −3.00 DC×180　矫正视力 1.0；PD：64mm。

【案例 3】一名 37 岁患者，主诉看电视和报纸时，视疲劳明显，无其他不适，原来没戴镜。检查结果如下：

（1）裸眼远视力　OD：0.8；OS：0.7。

（2）裸眼近视力　OD：0.5/40cm；OS：0.5/40cm。

（3）未使用睫状肌麻痹剂检影验光　OD：+1.00DS/+1.50 DC×35，矫正视力 1.0；OS：+1.00DS/+2.00 DC×40，矫正视力 1.0。

（4）主观验光　OD：+0.75DS/+1.50 DC×35，矫正视力 1.0；

OS：+0.75DS/ +2.00 DC×40，矫正视力 1.0。

（5）Von Graefe 隐斜测量　远：正位；近：正位。

（6）戴镜下融像范围检查　远：BI 正常，BO 正常；近：BI 正常　BO 正常。

（7）戴镜下相对调节检查　NRA：+2.25D；PRA：−2.75D。

（8）诊断　双眼屈光不正（双眼复合远视散光）。

（9）处理　配镜，半年后复查。

给患者主观验光处方试戴时，患者觉得不适，考虑到患者为初次戴镜且为斜向散光，我们采用等效球镜法适当减少柱镜度数，经调整后试戴，患者觉得可以接受后给出处方：OD：+1.00DS/+1.00 DC×35，矫正视力 1.0；

OS：+1.25DS/+1.00 DC×40，矫正视力 1.0；PD：60mm。

四、40 岁以上的中老年人

中老年人由于晶状体老化和密度的改变，进而引起折射率的改变，最终可能引起散光度数和轴向的一些变化。该年龄阶段适应能力较差，如果变化不大，不影响日常生活需要时，可不调整，如果变化较大时，在考虑适应能力基础上，对处方进行适当调整。

【案例4】一位60岁的患者，主诉戴镜看远模糊半年，目前眼镜为1年前配的。原镜度数为OD：-1.25DS/-0.50 DC×85；OS：-0.75DS/-0.75 DC×90。

检查结果如下：

（1）裸眼远视力　OD：0.4；OS：0.4。

（2）裸眼近视力　OD：0.6/40cm；OS：0.6/40cm。

（3）未使用睫状肌麻痹剂检影验光　OD：-1.75DS/-1.50 DC×90，矫正视力1.0；OS：-1.25DS/-1.75 DC×90，矫正视力1.0。

（4）主观验光　OD：-1.50DS/-1.50 DC×90，矫正视力1.0；

OS：-1.00DS/-1.75 DC×90，矫正视力1.0。

（5）Von Graefe 隐斜测量　远：1$^\triangle$外隐斜；近：3$^\triangle$外隐斜。

（6）戴镜下融像范围检查　远：BI 正常，BO 正常；近：BI 正常，BO 正常。

（7）戴镜下相对调节检查　NRA：+2.50D；PRA：-2.50D。

（8）诊断　复合近视散光。

（9）处理　配镜。因根据主观验光结果给予试戴时，患者不适应，该处方轴向与原镜处方轴向基本一致，故考虑不适症状是柱镜度数改变引起的，因此根据等效球镜规则，降低散光度数，给予调整处方：OD：-1.75DS/-1.00 DC×85，矫正视力1.0；OS：-1.25DS/-1.25 DC×90，矫正视力1.0；PD：64mm。

该患者就是因为年龄较大，晶状体老化和密度改变导致散光的轴和量都发生了一些变化，而中老年人适应力较差，所以处方在充分考虑患者的适应能力基础上，适当欠矫。

五、散光眼验光处方注意事项

单纯散光者，如不影响视力，无视疲劳及视觉干扰，可不矫正，但如果出现视力降低和视觉疲劳就要矫正，低度散光应尽量全矫，高度散光可以根据等效球镜规则适当减低散光度数，逆规或斜轴散光对视力影响较为明显的，一般尽量全矫，散光眼伴有弱视，应全矫，不规则散光可采用 RCP 来矫正。

知识点 4　老视的处方原则

|理论要求|

掌握不同屈光状态老视的处方原则。

随着年龄的增长，晶状体调节力逐渐下降，导致视近困难，称为老视。它是一种生理现象，不论原来的屈光状态如何，人人均会发生老视。只是原来近视者较晚发生老视，远视者较早发生老视。老视的矫正可以用单焦眼镜、双焦眼镜、渐变焦眼镜，既可以戴框架眼镜也可戴角膜接触镜矫正。所谓单焦眼镜是指整副镜片只有一个焦点（度数），双焦是指镜片上同时有两个焦点（度数），渐变镜是指整个镜片，从上到下逐渐增加屈光度，把远、中、近距离所需的屈光度合理地分布在镜片的不同区域。老视的矫正原则是在充分矫正远屈光度的基础上加近附加。

对于近附加的确定，必须在验光矫正屈光不正的基础上，根据患者的调节储备和用眼习惯来决定，该给足的要给足度数，否则可能因储备调节不足而无法长久阅读。老视的矫正目的是获得视近时最舒适的视觉感受。不同的屈光状态，在决定近附加时，有些不同。

一、近视眼的老视处方确定

近视眼不戴镜看近时所需的调节比正视眼少，故老视出现的时间较晚，许多中低度近视患者看近时习惯摘掉眼镜，这样即可看清近处物体，不一定需要再配一副老花镜。但有些人仍觉得这样很麻烦，希望能配一副眼镜，既能看远也能看近，双光镜或渐变镜可解决这个问题。高度近视患者由于远点很靠近眼球，即使不戴眼镜看近时仍觉得很困难，此时他也需要另配一个度数稍低的近视镜看近（其度数等于远用近视镜度数加上近附加度数），当然也可配双光镜、渐变镜等。

【**案例 1**】一位 45 岁女患者，主诉戴镜看报纸、书籍疲劳 1 年多，虽然摘掉眼镜可以看清，但是觉得这样很麻烦。无其他不适。已戴镜多年，目前的眼镜度数为：OD：-2.75DS；OS：-2.50DS。

检查结果如下：

（1）裸眼远视力　　OD：0.3；OS：0.4。

（2）裸眼近视力　　OD：1.0/40cm；OS：1.0/40cm。

（3）主观验光　　OD：-2.75DS，矫正视力1.0；OS：-2.50DS，矫正视力1.0。

（4）Von Graefe隐斜测量　　远：正位；近：2△外隐斜。

（5）戴镜下融像范围检查　　远：BI正常，BO正常；近：BI正常，BO正常。

（6）戴镜下相对调节检查　　NRA：+2.00D；PRA：-2.50D。

（7）给予试戴　　OD：-1.75DS；OS：-1.50DS。看报纸、书籍，工作范围约40cm，戴镜无不适症状。

（8）诊断　　近视、老视。

（9）处理　　配镜，建议配双光镜或渐变镜，2年后复查。处方如下：

OD：-2.75DS，矫正视力1.0；OS：-2.50DS，矫正视力1.0；ADD：+1.00D；PD：60mm。

给老视患者验光时，常规要验远用和近用度数（即确定出患者近附加度数），在验近用度数时，要先问清楚其习惯近用工作距离，然后再根据工作距离确定近附加，具体确定近附加的方法很多，前面老视验配的章节已经提到，这里不一一介绍。

对于比较频繁更换工作距离者，可以建议配双光镜或渐变镜，但应该告知患者配戴注意事项：如戴双光镜时从看远转为看近时有像跳现象，在走楼梯时要注意。戴渐变镜时，由于视野和像差的问题，要有一段的适应期，要学会从相应的区域看相应距离的物体。

二、正视眼的老视处方确定

正视眼的人群一般40岁以后会慢慢出现老花症状，其所需的老视镜片度数也是随年龄增加而增加，一般每两年增加0.25D，但到60岁以后老视度数将趋于稳定。正视眼的老视验配较简单只要单纯验近用度数即可。

三、远视眼的老视处方确定

远视眼经常使用自身调节能力从而达到视物清晰，随着年龄的增加，一些隐性远视的度数会转变成显性远视的度数，因此远视眼患者可能30多岁就慢慢出现视近困难等老视的表现。其老视度数增加速度也比正视眼和近视眼快。

【案例2】一位女患者，42岁，初次就诊，主诉看书模糊、视疲劳，看远视力好。无其他不适。检查结果如下：

（1）裸眼远视力　OD：1.0；OS：1.0。

（2）裸眼近视力　OD：0.7/40cm；OS：0.6/40cm。

（3）主观验光　OD：+0.75DS，矫正视力 1.0；OS：+1.00DS，矫正视力 1.0；

（4）Von Craefe 隐斜测量　远：正位；近：正位。

（5）戴镜下融像范围检查　远：BI 正常，BO 正常；近：BI 正常，BO 正常。

（6）戴镜下相对调节检查　NRA：+2.00D；PRA：−2.50D。

（7）给予试戴　OD：+0.75DS；OS：+1.00DS，看远，诉戴镜没有不戴镜清晰，但无明显不适。OD：+1.75DS，OS：+2.00DS，看报纸、书籍，工作范围约 30cm，戴镜无不适症状。

（8）诊断　远视、老视。

（9）处理　配镜，建议配单光近用镜或双光镜，2 年后复查。处方如下：

OD：+0.75DS，矫正视力 1.0；OS：+1.00DS，矫正视力 1.0；ADD：+1.00D；PD：60mm。

该患者是远视眼合并老视，远视眼的人会比较早出现老视症状。由于她看远时可以动用自身调节，因此远视力正常，且不戴镜看远时无不适，因此看远时可以不戴镜。但是看近时需要更多的调节，远视眼看近已经要比正视眼付出更多的调节，再加上她自身的调节已经不够，因此出现了看近模糊、疲劳等表现，因此看近时必须戴上老视镜，而且该老视镜的度数不止单纯近附加的度数，还应加上远用的矫正度数。即近用度数应该是 OD：+1.75，OS：+2.00。

【案例 3】一位 45 岁男患者主诉戴镜看远和看报纸均模糊近半年，无其他不适。目前的眼镜为远用的，2 年前配的，度数为 OD：+1.00DS/+0.75 DC×80；OS：+1.25DS/+0.75 DC×95。

检查结果如下：

（1）裸眼远视力　OD：0.7；OS：0.6。

（2）裸眼近视力　OD：0.5/40cm；OS：0.4/40cm。

（3）主观验光　OD：+1.50DS/+1.00 DC×85，矫正视力 1.0；
　　　　　　　　OS：+1.75DS/ +1.25 DC×90，矫正视力 1.0。

（4）Von Graefe 隐斜测量　远：正位；近：正位。

（5）戴镜下融像范围检查　远：BI 正常，BO 正常；近：BI 正常，BO 正常。

（6）戴镜下相对调节检查　NRA：+2.00D；PRA：−2.50D。

（7）诊断　双眼复合远视散光、老视。

（8）处理　建议配双光镜或渐变镜，1 年后复查。经试戴未觉不适后给出处方：OD：+1.50DS/+1.00 DC×85，矫正视力 1.0；OS：+1.75DS/+1.25 DC×90，矫正视力 1.0；ADD：+l.00 D。PD：64mm。

该年龄阶段的远视眼合并老视者，随年龄增加，隐性远视可转变为显性远视，而且调节力也慢慢下降，所以表现为远视度数增加，近附加度数增加。并且该年龄阶段由于晶状体老化及密度变化，可引起屈光度数变化及散光轴位的变化。散光轴位和度数变化时要考虑患者的适应情况，适当处理处方。当然本例原来已戴散光镜，而且度数和轴位变化均较小，所以患者还是能适应的。

四、老视验光注意事项

给老视患者开处方时，要先矫正远屈光不正，然后再根据患者平时工作性质、习惯和调节力来决定近附加。老视的矫正要以每个人的调节力为基础，不同人哪怕年龄相同时，其调节力仍有很大的不同，所以建议对每个人都应分别测量两眼的调节幅度。个别人两眼的调节幅度有较大的差异，这时近附加就要两眼分别确定，而不是两眼都是一样的近附加。

知识点 5　特殊情况下的处方原则

|理论要求|

1. 掌握屈光参差的处方原则。
2. 掌握伴有斜视的屈光不正处方原则。
3. 掌握伴有双眼视功能异常的屈光不正处方原则。

一、屈光参差的处方确定

双眼屈光度数不等即为屈光参差。小度数的屈光参差一般不会引起不适，当两眼度数相差超过 2.50D 以上时，可因两眼视网膜像大小差异引起融像困难而导致不适症状，垂直方向的屈光参差戴镜后还会引起垂直棱镜差异导致明显的不适（一般人较难耐受垂直方向棱镜差异）。因此屈光参差者配镜除了要考虑两眼视网膜像的大小差异还要考虑棱镜效应。

屈光参差矫正总原则是，应兼顾视力、双眼视和不等像这三个方面的因素。

对于不同年龄的屈光参差患者，处方的确定也有所不同。

（一）儿童屈光参差的处方确定

该年龄阶段的屈光参差，尤其是远视性屈光参差，度数高的眼处于像模糊状态，视觉被抑制，容易形成屈光参差性弱视，应尽早发现尽早矫正。儿童屈光参差最好在 6 岁前矫正，儿童的适应力较强，加上这一阶段的矫正目的是防治屈光参差性弱视，故应积极进行足矫。高度屈光参差者也可考虑配戴角膜接触镜以减少两眼视网膜像大小差异。角膜接触镜是高度屈光参差的理想矫正方法，但对于儿童要考虑依从性问题。

【案例1】一位 4 岁男孩，初次就诊，在幼儿园体检时发现左眼视力不好，家长未发现眼睛有异常。检查结果如下：

（1）裸眼远视力　OD：0.8；OS：0.3。

（2）裸眼近视力　OD：0.8/40cm；OS：0.2/40cm。

（3）0.5%阿托品散瞳后验光　OD：1.50DS，矫正视力 0.8；OS：+6.50DS，矫正视力 0.4。

（4）复验时验光　OD：平光，矫正视力 0.8；OS：+5.00DS，矫正视力 0.4。

（5）诊断　屈光参差、左眼屈光参差性弱视。

（6）处理　配镜，弱视治疗，3 个月后复查。处方如下：OD：平光，矫正视力 0.8；OS：+5.00DS，矫正视力 0.4；PD：54mm。

注意事项：该患者已经是屈光参差性弱视，所以对于弱视眼要足矫，并且全天配戴眼镜，此外还需要进行积极的弱视治疗。

（二）青年人及成年人的屈光参差的处方确定

该年龄阶段不存在因屈光参差引起弱视的问题，因此该年龄阶段的矫正要综合考虑矫正视力和舒适性情况。一般两眼屈光度数相差 3.00D 以下者，可全部矫正，试戴数周可习惯；如果患者无法接受全矫，可以考虑适当改变双眼的度数，使两眼度数更接近或使用角膜接触镜来足矫。该年龄阶段依从性较好，对于屈光参差较明显的患者角膜接触镜是首选。有些屈光参差者，是交替视力，如一只眼轻度远视、另一只眼近视，患者可能立体视较差，但无配镜要求者，可以不必配镜。

【案例2】一位 22 岁患者，主诉戴镜视疲劳、偶尔觉得物体有重影半年。目前镜片为半年前配的，度数为：OD：−1.25DS/−0.75 DC×180；

OS：−5.50DS/−1.00 DC×180。

检查结果如下：

（1）裸眼远视力　OD：0.5；OS：0.08。

（2）裸眼近视力　OD：1.0/30cm；OS：0.7/30cm。

（3）主观验光　OD：-1.50DS/-0.75 DC×180，矫正视力1.0；

OS：-5.75DS/-1.00 DC×180，矫正视力1.0。

（4）遮盖试验　远：1$^\triangle$外隐斜；近：3$^\triangle$外隐斜。

（5）戴镜下相对调节检查　NRA：+2.00D；PRA：-2.50D。

（6）诊断　双眼复合近视散光、屈光叁差。

（7）处理　配镜，半年后复查。因患者戴原来镜片已出现融像困难问题，所以建议患者配角膜接触镜，该患者坚决不肯配角膜接触镜，因此我们对其度数进行处理，将左眼度数降低0.75 D，右眼给足度数，给患者试戴，无明显不适后给出处方：OD：-1.50DS/-0.75 DC×180，矫正视力1.0；

OS：-5.00DS/-1.00 DC×180，矫正视力0.8；PD：64mm。

【案例3】一位25岁患者，发现左眼视物不清15年，因双眼视力好，未予重视，今才来就诊，无其他不适，父母亲均无近视。检查结果如下：

（1）裸眼远视力　OD：1.0；OS：0.2。

（2）裸眼近视力　OD：1.0/30cm；OS：0.2/30cm。

（3）散瞳后验光　OD：+2.00DS，矫正视力1.0；OS：+7.50DS，矫正视力0.3。

（4）复验时验光　OD：+1.00DS，矫正视力1.0；OS：+6.50DS，矫正视力0.3。

（5）诊断　屈光参差、屈光参差性弱视。

（6）处理　配镜。处方如下：OD：+1.00DS，矫正视力1.0；OS：+4.00DS，矫正视力0.25；PD：64mm。

屈光参差者，如出现融像困难等表现，又不接受角膜接触镜者，可以适当减少两眼的度数差距。如可以把高度数眼的度数减少一些，低度数眼的度数不变。如果成人高度数眼最好矫正视力较差（低于0.2左右），可以将高度数眼度数减到与低度数眼相同或相差2.50D左右。

（三）中老年人屈光参差的处方确定

中老年人适应力较差，不少患者已经形成交替视力，所以给中老年人屈光参差的处方原则是"单眼视矫正"，或屈光不正度数较低的眼全矫，度数高的眼欠矫，同时要考虑舒适性。

如果他已习惯远视眼看远，近视眼看近，不戴眼镜一样能视物清晰，则可不戴眼镜。

屈光参差验光处方注意事项：应兼顾视力、双眼视和双眼物像大小的问题，屈光参差较大时，可考虑适当减少两眼度数差距，如把高度数眼度数降低。当然，如果已形成屈光参差性弱视者，高度数眼也应全矫，并适当遮盖好眼，治疗弱视。

二、斜视（隐斜视）的处方确定

正视眼的调节与集合存在相互平衡的关系，但屈光不正时，该关系就失去了正常的平衡关系。近视眼看近时需要动用的调节减少，就会产生集合不足，可能导致外斜，远视眼看近时需要动用更多的调节，就会产生更多的集合，可能导致内斜。因此通过配镜会改变调节，自然也会改变集合进而改变眼位。所以对于不同眼位问题者，处方原则有所不同。但总的原则是：先矫正屈光不正，然后再进行双眼视异常的矫正。

斜视是指视轴偏斜，两眼不能同时注视目标的眼疾。临床上主要包括非麻痹性斜视和麻痹性斜视两大类。非麻痹性斜视包括共同性外斜视、共同性内斜视、垂直斜视和隐斜视。共同性斜视是指眼球偏斜，其偏斜角在任何注视方向均相等，不伴有眼球运动障碍。共同性内斜视包括调节性内斜视、非调节性内斜视和继发性内斜视。间歇性外斜视是指外观上部分时间为正位，部分时间为外斜视，一般在疲劳时出现外斜，休息后又正位。隐斜视是一种潜在的眼位偏斜，它仅在融合反射打破时，才呈现出偏斜。麻痹性斜视是指由于神经核、神经或肌肉本身病变引起的眼外肌麻痹导致的眼位偏斜。麻痹性斜视表现为双眼注视各个方向时所表现的斜视角不同。涉及戴镜矫正的斜视主要有调节性内斜视、间歇性外斜视、隐斜视，还有些麻痹性斜视患者。不同类型的斜视，矫正原则不同。

（一）调节性内斜视的处方确定

1. 屈光状态为远视者

由于远视眼未矫正前，一直在使用调节，很容易因为调节过量而引起内斜视。对于该类患者如屈光状态为低中度远视者，可以给予足矫甚至过矫。但是要注意半年（过矫者）到一年（足矫者）的时间后就要降低眼镜度数。长期配戴足矫眼镜可能会抑制调节力的发育，长期配戴过矫眼镜可能还会影响视力发育。如屈光状态为高度远视者，可以先适当欠矫再慢慢过渡到足矫。早期1个月、3个月复查一次，如果眼位已矫正到正位，则不必再增加眼镜度数。如果戴足矫度数，眼位仍偏斜，1年后也要降低度数，以获得最佳视力的屈光度为准。

【案例4】一位5岁男孩，初次就诊，家长发现其看近物时出现斜视3个月。

检查结果如下：

（1）裸眼远视力　OD：0.7；OS：0.7。

（2）裸眼近视力　OD：0.6/30cm；OS：0.6/30cm。

（3）1%阿托品麻痹下验光　OD：+4.00DS，矫正视力 0.8；OS：+4.25DS，矫正视力 0.8。

（4）裸眼遮盖试验　远：左眼内斜；近：左眼内斜。

（5）睫状肌麻痹后裸眼遮盖试验　远：正位；近：正位。

（6）诊断　远视、调节性内斜视。

（7）处理　配镜，3个月后复查。处方如下：OD：+4.00DS，矫正视力 0.8；OS：+4.25DS，矫正视力 0.8；PD：56mm。

该患者为调节性内斜患者，所以配镜时，不再预留生理性调节的量，而是配足矫眼镜并马上配戴，否则等瞳孔恢复后再戴的话，小孩已经不能耐受该度数，但是戴镜半年到 1 年后要适当降低度数。

【案例5】一位 4 岁男孩，父母发现其眼睛看远和看近都内斜半年，无戴镜史，无其他疾病史，检查结果如下：

（1）裸眼远视力　OD：0.7；OS：0.7。

（2）裸眼近视力　OD：0.5/30cm；OS：0.5/30cm。

（3）1% 阿托品睫状肌麻痹后检影　OD：+4.00DS，矫正视力 0.8；OS：+3.75DS，矫正视力 0.8。

（4）裸眼遮盖试验　远：右眼内斜；近：右眼内斜。

（5）阿托品麻痹后裸眼遮盖试验　远：正位；近：正位。

（6）诊断　远视、调节性内斜视。

（7）处理　配足矫眼镜，3个月后复查。处方如下：OD：+4.00DS，矫正视力 0.8；OS：+3.75DS，矫正视力 0.8；PD：54mm。

注意事项：调节性内斜视者的远视眼患者戴镜一段时间后，眼位可出现变化，在保持双眼不至于斜视复发的前提下逐渐减少度数，一般半年到一年减少 ≤ +1.00D，不能大幅度减少眼镜度数，否则易致内斜视复发。调节性内斜早期戴镜很重要，往往可以消除斜视，如果戴足度数一年或过矫半年，斜视度恒定不变，可以考虑手术治疗。

2. 屈光状态为近视者

调节性内斜视的近视者较少见，配镜原则是最佳矫正视力最低度数为宜，甚至可以适当降低度数。

（二）间歇性外斜视的配镜原则

这类患者如早期进行戴镜治疗和正位视训练，有一部分可以转为正位眼。对于平时正位时间大于斜视时间，有较好的Ⅱ级双眼视，可考虑保守治疗。

其配镜原则如下：

① 间歇性外斜视伴远视者：以最佳矫正视力最低度数为准。

② 间歇性外斜视伴近视者：以最佳矫正视力最高度数为宜。

当然大部分间歇性外斜视最后可转归为恒定性外斜视，如为恒定性外斜视伴远视眼者，以最佳矫正视力最低度数为准，戴镜半年，斜视度不变者，可考虑手术。如为恒定性外斜视伴近视眼者，以最佳矫正视力最高度数为准，戴镜半年到一年，斜视度不变者，可考虑手术治疗。

（三）麻痹性斜视的配镜原则

发生于后天的麻痹性斜视，双眼视突然受到破坏，患者不易耐受由于斜视带来的复视和视混淆问题，在早期往往需要遮盖一眼以缓解不适，可用磨砂眼镜来遮盖单眼，后期当病因消除后，患者的斜视度小于 15° 时可考虑戴三棱镜矫正。

（四）隐斜视的处方确定

1. 内隐斜

① 无症状者可不用治疗。

② 有症状者：如为低中度远视眼可足矫；高度远视眼因考虑到适应性问题，可适当欠矫，再慢慢增加度数，以达到症状缓解的度数为宜；如为近视者，应该给予获得最佳视力最低负镜度数为宜。对于单纯性内隐斜者，可以选用正球镜附加矫正，也可考虑底朝内三棱镜训练，必要时才考虑 BO（集合范围）缓解棱镜矫正，建议使用 1∶1 法则。

【案例 6】一位 22 岁患者，远距离内隐斜 $7^{\triangle}$，近距离内隐斜 $9^{\triangle}$，AC/A：$4^{\triangle}$/D；远距离 BI（发散范围）：×/4/2，近距离 BI（发散范围）：8/16/6；正相对调节 –1.00D，负相对调节 +2.50D。

（1）正常值

正常聚散力远距离 BI：×/4 ~ 10/2 ~ 6；

正常聚散力近距离 BI：9 ~ 17/17 ~ 25/8 ~ 18；

正常正相对调节应该大于或等于负相对调节。

诊断：单纯性内隐斜。

$P_{远} = (Hs-Ri)/2 = (7-2)/2 = 2.5（D）$

$S_1 = P/A = 2.5/4 = 0.63（D）$

$P_{近} =（Hs-Ri）/2 =（9-6）/2 = 1.5（D）$

$S_2 = P/A = 1.5/4 = 0.38（D）$

式中 P —— 所需的棱镜度数；S —— 球镜度数改变量；A —— AC/A 值；Hs —— 内隐斜检测量值；Ri —— BI 恢复值。

（2）处理方案

① 远近附加球镜 0.50D。② 若远附加球镜 0.50D 影响矫正视力，可将 BO 2.5$^{△}$分到双眼。

2. 外隐斜

① 无症状者不用治疗。

② 有症状的外隐斜患者：如为远视者，要尽量欠矫，近视者要足矫，散光者要完全矫正，良好的视力可以增强调节性集合和融像性集合，有利于外隐斜的改善。对于单纯性外隐斜伴视疲劳者以训练为主，也可考虑负性附加球镜，必要时才用 BI 缓解棱镜矫正，建议使用 Sheard 准则。

三、弱视的处方确定

目前国际上没有弱视的统一标准。Bangerter 弱视的定义是：眼本身无器质性病变，或者有器质性病变，但其视力减退与病变不相适应，屈光异常不能矫正，远视力在 0.8 及以下者，统称为弱视。弱视应尽早治疗，一般弱视治疗时间越早，效果越好，而且弱视治愈后可能会复发，仍需要追踪观察 3 年左右。弱视包括屈光不正性弱视、屈光参差性弱视、斜视性弱视、形觉剥夺性弱视和其他原因引起的弱视等。弱视的矫正总原则是充分矫正，坚持配戴眼镜。治疗应在配戴矫正眼镜基础上结合弱视的类型、程度、年龄等因素进行综合治疗。

这里仅讨论与屈光不正和斜视有关的弱视的处方确定方法。

（一）单纯屈光不正性弱视的处方确定

首先要矫正屈光不正度数，以最佳矫正视力为原则，根据屈光状态、视力、年龄确定处方。一般采用 1%阿托品散瞳验光，远视眼可用较高度数正镜矫正，近视眼用较低度数负镜矫正。散光者原则上不予增减，但对高度散光者，可酌情减量。半年到一年复查一次，根据情况调整眼镜度数。

【案例 7】一位 5 岁男患者，初次就诊，因在学校体检时发现右眼视力不好来就诊。检查结果如下：

（1）裸眼远视力　OD: 0.3；OS: 0.8。

（2）裸眼近视力　OD: 0.2/30cm；OS: 0.8/30cm。

（3）睫状肌麻痹下遮盖实验　远：正位；近：正位。

（4）复验时裸眼遮盖试验　远：正位；近：正位。

（5）1%阿托品麻痹下验光　OD：+7.00DS，矫正视力 0.4；OS：+2.50DS，矫正视力 0.8。

（6）复验时验光　OD：+5.50DS，矫正视力 0.4；OS：+1.00DS，矫正视力 0.8。

（7）诊断　屈光参差、右眼屈光参差性弱视。

（8）处理　配镜，3 个月后复查，弱视治疗。处方如下：OD：+5.50DS，矫正视力 0.4；OS：+1.00DS，矫正视力 0.8；PD：56mm。

（二）远视眼伴有内斜视或内隐斜的弱视的处方确定

首次配镜应在阿托品麻痹下验光并予全矫，并且在瞳孔散大时就戴上矫正眼镜，但要注意以最佳矫正视力为原则。每半年到一年复查一次，调节性内斜视在维持眼位正、视力好的情况下，酌情减低度数，通常每年减少 1.00 D 左右。

（三）伴外隐斜或外斜视者的弱视的处方确定

学龄前儿童，若远视度 ≤ +2.50D，且对视力影响不大者，可不配镜，随访即可。超过 +2.50D 者，以瞳孔恢复后获得最佳矫正视力的度数为准。若为近视伴外斜者的弱视儿童，按瞳孔恢复后的验光结果配镜。

弱视患者矫正的总原则是：充分矫正屈光不正，坚持戴镜；如为双眼远视性弱视，应给予足矫；如为屈光参差性弱视，应在充分屈光矫正后进行弱视治疗。

四、眼球震颤的处方确定

眼球震颤是有节律的不自主的眼球摆动。眼球震颤的机理包括：知觉缺陷型和运动缺陷型两类。① 知觉缺陷型：如眼本身病变引起黄斑部成像不清晰（如高度屈光不正、先天性白内障、全色盲等），导致黄斑反馈紊乱，妨碍了固视机制对眼球运动的控制，而出现眼震，其眼震多呈摆动型眼球震颤。② 运动缺陷型：神经或同向动眼控制径路的问题导致眼球震颤，其震颤呈冲动型。眼球震颤可分为冲动型眼球震颤、摆动型眼球震颤和隐性眼球震颤三种。冲动型眼球震颤，眼球往返摆动速度不同，一侧为慢相，一侧为快相。眼球以较慢的速度向一侧摆动，该方向为慢相，然后突然快速返回，返回的方向为快相，双眼向快相转动，眼球震颤的频率和幅度下降，视力改善，所以患者常常取代偿头位，即头偏向慢相，双眼注视快相，也称为静止眼位。其主要原因可能与中枢同向运动控制机能障碍有关，眼部没有明显的器质性病变。摆动型眼球震颤，眼球往返摆动速度相同，其主要原因是因高度屈光不正、先天性白内障、白化病或先天性青光眼等疾病造成黄斑成像质量不良导致。隐性眼球震颤，它表现为双眼共同注视时，在双眼视觉的控制下，眼震极为轻微，但遮盖一眼后，可诱发眼球震颤，表现为冲动型，快相总是向着未遮盖眼。其机理是遮盖一眼后，打破了双眼视觉，可发生双眼内斜视，因此未遮盖眼向内转动，中枢为了纠正这种偏斜，发出快速扫视冲动，使眼位快速恢复注视位。

目前对眼球震颤治疗的目的主要是改善患者的眼震、纠正代偿头位，改善视力等。其治疗方法包括手术、药物治疗及光学治疗等，这里只讨论光学疗法。

（一）屈光矫正

矫正眼震患者的屈光不正很重要，因为视网膜清晰的像可以增强稳定的固视，减少眼震。视力改善是矫治眼球震颤的基础条件。眼球震颤通常不易获得自动电脑验光仪的检测结果，可以寻找静止眼位并进行散瞳检影验光，其配镜原则是最佳矫正视力为主，角膜接触镜一般比框架眼镜好，患者可以一直从眼镜的光学中心看远处。

（二）有色眼镜矫正

用有色眼镜降低亮度可以在一定程度上减轻眼震，常用咖啡色、茶色镜片。

（三）其他处理方法

1．摆动型眼震

可用异向三棱镜，根据需要逐渐增加双眼前底朝外的三棱镜，增加集合需求，直到眼震减到最轻。利用集合过程中眼外肌的张力来控制眼球震颤。验配时，让患者注视最好视力上一行视标，在双眼前逐量增加底朝外的三棱镜，直到眼球震颤减到最轻。

2．冲动型眼球震颤

可用同向三棱镜，在双眼前加底朝向与静止眼位相反的方向。有代偿头位者，戴三棱镜时，底应朝向颜面的转向侧。如代偿头位为面向右转，静止眼位向左侧，则双眼前三棱镜右眼底向外、左眼底向内。这样正前方的目标可移位到静止眼位。验配时，让患者注视最好视力上一行视标，在双眼前逐量增加三棱镜，直到代偿头位基本矫正。

【**案例 8**】一位 4 岁男孩，家长发现其眼球震颤来就诊。无其他病史。

检查结果如下：

（1）检查 呈冲动型眼球震颤，裂隙灯、眼底镜检查无特殊病变，该患者视物时喜欢头向左偏斜，进一步检查患者的静止眼位在右侧，即眼睛向右转时眼震减少，向左转时眼震增加。

（2）双眼正视前方时裸眼远视力　OD：0.5；OS：0.5。

（3）0.5％阿托品散瞳后验光　OD：+2.00DS，矫正视力 0.5；OS：+2.50DS，矫正视力 0.5。

（4）复验时验光　OD：平光，矫正视力 0.5；OS：+0.50DS，矫正视力 0.5。

给予双眼前加底朝左侧的三棱镜，即左眼朝外，右眼朝内，让患者注视 0.5 行视标，逐渐增加棱镜度，当双眼前各加 5 棱镜度时，发现患者头位基本矫正，眼震减轻，而且戴上棱镜后正前方的视力提高到 0.7。

（5）诊断　冲动型眼球震颤。

（6）处理　配镜，半年后复查。处方如下：OD：5 棱镜度，BI 底朝内；OS：5 棱镜度，BO 底朝外；PD：54mm。

3. 隐性眼震

可用负镜矫正：即在验光处方基础上并在不影响矫正视力的条件下，适当增加负镜，诱发调节性集合，使眼球震颤减轻。这里需要强调，对于隐性眼球震颤的验光应双眼同时验光试镜，可用检影或电脑验光确定其屈光不正度数并以此为基础进行试戴调整。

（四）眼球震颤验光注意点

对于眼震的处理首选屈光矫正，若矫正视力不佳，其他矫正方法也不理想。而屈光矫正用角膜接触镜是最理想的矫正方法，因为接触镜镜片与眼睛同步转动，镜片光学中心始终与视轴保持一致，以减少棱镜效应的干扰。

五、圆锥角膜的处方确定

圆锥角膜是一种常见的非炎症性、进展性、导致严重视力损伤的双侧进行性角膜扩张性病变，以角膜前凸产生不规则散光为特征，病因至今不明。圆锥角膜通常主诉视力下降、眩光、单眼复视等。外观表现为 munson 征和 Rizuutti 征。munson 征即下视时，角膜的圆锥压迫下睑使之呈 V 形下凸。Rizuutti 征即光线自颞侧投照时，鼻侧角膜呈圆锥形反光。圆锥角膜病变时期不同，所采用的治疗方法也不尽相同。早期角膜不规则散光不明显时，框架眼镜或软性角膜接触镜即可达到较好的矫正视力，随着病情的进展，不规则散光加重，则可配戴硬性角膜接触镜，到了晚期，患者只能通过手术才能恢复视力。这里仅讨论光学治疗。

对于早期的规则散光或低度不规则散光可用框架眼镜矫正，其处方原则同一般散光。然而圆锥角膜不规则散光的进展常常超出框架眼镜能矫正的范围。这时可通过角膜接触镜来矫正，角膜接触镜适用于无角膜瘢痕的早中期患者，是治疗圆锥角膜的主要方法，应在良好的配适状态下尽可能获得良好的矫正视力。一般首选硬性透氧性角膜接触镜（RGP），RGP 是治疗轻中度圆锥角膜最常用的方法。RGP 依据圆锥角膜形态特点及患者屈光状态，利用泪液自然消除不规则散光，与眼表泪液膜有效弥合，重塑角膜前表面，显著降低棱镜效应，消除不等视，使视网膜像无明显缩小和变形。对于中等程度的圆锥角膜，通常选择 RGP 设计是：小直径、陡基弧、周边弧系统从中央到边缘快速变平。因为角膜的变形常常是不对称的。第一副试戴片的基弧一般在最陡和平均角膜曲率之间，然后再评价旁中央区、中周区、边缘部的配适。关于 RGP 的验配，以在良好的配适状态下尽可能获得良好的矫正视力为验配原则。良好的配适应为：其中一点为锥顶与 RGP 轻微接触，三点接触为锥顶上下各有一小点接触，以稳定镜片，对于较严重的患者，可能只有一点接触。尽可能减少锥顶周围的泪液聚集，在中周部，镜片尽可能与角膜轻微接触，边缘部有理想的镜片翘起，以利于泪液交换。配适评估后，可进行戴镜验光，以决定 RGP 的屈光度数。

注意事项：应用角膜接触镜矫正圆锥角膜的主要目的是控制圆锥角膜疾病的进展，为患者提供良好的矫正视力，且对角膜不造成生理学的不良反应。如果普通 RGP 镜片不能达到满意效果，可以采用更复杂的设计。由于圆锥角膜配戴 RGP 后可能发生镜片移位、角膜水肿而且圆锥角膜的病情也可能发生了变化，所以须强调定期复查的重要性，早期的一般可以半年复查一次，中晚期的 1~3 个月复查一次。

思考题

1. 不同年龄段近视的特点及处方原则是什么？
2. 不同年龄段远视的特点及处方原则是什么？
3. 不同年龄段散光的特点及处方原则是什么？
4. 不同屈光状态老视的特点及处方原则是什么？
5. 屈光参差的处方原则是什么？
6. 伴有斜视的屈光不正处方原则是什么？

7. 伴有双眼视功能异常的屈光不正处方原则是什么？

【实训项目 14】 案例收集与分析

一、目标

掌握完整的屈光检查流程；具备综合分析屈光检查结果的能力并能确定正确的配镜处方。

二、工具与设备

瞳距仪、角膜曲率计、镜片测度仪、检影镜、综合验光仪、镜片箱、试镜架。

三、步骤

（1）接待及问诊：询问顾客的一般情况、本次的病诉、戴镜经历、验光目的、既往病史等。

（2）屈光初始检查：瞳距、优势眼、裸眼视力、原镜检查、双眼视功能基本检查、眼部疾病的排查等。

（3）客观验光：电脑验光、检影验光、角膜曲率计检查。

（4）主观验光：综合验光仪验光、插片验光。

（5）试戴及调整。

（6）综合分析并确定配镜处方。

四、操作记录

姓名：＿＿＿＿＿＿　性别：＿＿＿＿＿＿　年龄：＿＿＿＿＿＿

职业：＿＿＿＿＿＿　文化程度：＿＿＿＿＿＿　联系电话：＿＿＿＿＿＿

（一）问诊

1. 病诉

① 主诉：眼别＿＿＿＿＿＿　症状＿＿＿＿＿＿　持续时间＿＿＿＿＿＿

② 现病史：

主要症状的发生发展过程：＿＿＿＿＿＿＿＿＿＿＿＿＿＿＿＿＿＿＿＿＿

严重程度：_____

伴随症状：_____

诊治经过：用药（Y/N）　药名_____　　药效_____

③ 戴镜史：

是否戴镜：□是　□否

类型：□框架眼镜　□隐形眼镜（软／硬）

用途：□远用　□近用　□远／近用

配戴方式：□日戴　□夜戴　□长戴　□需要时戴

说明情况_____

效果：清晰度　□满意　□不满意　说明原因_____

　　　满意度　□满意　□不满意　说明原因_____

　　　舒适度　□满意　□不满意　说明原因_____

并发症：眼痒（Y/N）　眼红（Y/N）　眼痛（Y/N）　分泌物（Y/N）　视物模糊（Y/N）　其他_____

2．本次配镜

目的：□提高视功能　□安全防护　□美容美观

视觉需求：□远用　□近用　□远／近用

配镜类型嗜好：□框架眼镜　□隐形眼镜（软／硬）

3．既往病史

① 眼部：疾病（Y/N）　说明情况_____

手术（Y/N）　说明情况_____

外伤（Y/N）　说明情况_____

② 全身：甲亢（Y/N）　糖尿病（Y/N）　高血压（Y/N）　皮肤病（Y/N）关节炎（Y/N）　妊娠（Y/N）　其他_____

　　个人史：用药史（Y/N）　说明情况_____

　　　　　　过敏史（Y/N）　说明情况_____

　　　　　　早产史（Y/N）　说明情况_____

③ 家族史：

家族性眼病史：白内障（Y/N）　青光眼（Y/N）　老年性黄斑变性（Y/N）斜视（Y/N）　色盲（Y/N）　近视（Y/N）　其他_____

　　家族性全身病史：高血压病（Y/N）　糖尿病（Y/N）　心脏病（Y/N）其他_____

（二）屈光检查

1. 初始检查（表 7–1）

表 7–1 初始检查记录表

结果	OD	OS
瞳距 /mm		
远距裸眼视力 VASC@D		
近距裸眼视力 VASC@N		
远距戴镜视力 VACC@D		
近距戴镜视力 VACC@N		
原镜处方		
预测大概度数		
原镜光心距 /mm		
原镜镜眼距 /mm		
原镜前倾角（观察）		
优势眼		

2. 双眼视功能基本检查（表 7–2）

表 7–2 双眼视功能检查记录表

结果	1 OD/OS	2 OD/OS	3 OD/OS	均值
调节近点 NPA/cm				
调节幅度 Amp/D				
集合近点 NPC	破裂点 cm 恢复点 cm			
角膜映光点 Hirschberg				
眼外肌 EOM				
瞳孔 PUPIL				
指数视野 FCF				
遮盖实验 CT	裸眼远距 sc@D	裸眼近距 sc@N	戴镜远距 cc@D	戴镜近距 cc@N
立体视				
色觉	OD / 第 组		OS / 第 组	

3. 眼健康常规检查（表 7-3）

表 7-3　　　　　　　　　　　　眼健康检查记录表

结果	左眼	右眼
外眼 / 眼睑	突眼（Y/N）　红肿（Y/N）　肿块（Y/N）分泌物（Y/N）　瞬目完全（Y/N）	突眼（Y/N）　红肿（Y/N）　肿块（Y/N）分泌物（Y/N）　瞬目完全（Y/N）
睫毛	倒睫（Y/N）　乱睫（Y/N）　秃睫（Y/N）分泌物（Y/N）	倒睫（Y/N）　乱睫（Y/N）　秃睫（Y/N）分泌物（Y/N）
泪点	位置正常（Y/N）　通畅（Y/N）　按压分泌物（Y/N）　按压痛（Y/N）	位置正常（Y/N）　通畅（Y/N）　按压分泌物（Y/N）　按压痛（Y/N）
结膜	光滑（Y/N）　充血（Y/N）　水肿（Y/N）滤泡（Y/N）　乳头（Y/N）其他：_____	光滑（Y/N）　充血（Y/N）　水肿（Y/N）滤泡（Y/N）　乳头（Y/N）其他：_____
角膜	完整（Y/N）　透明（Y/N）　新生血管（Y/N）上皮脱落（Y/N）其他：_____	完整（Y/N）　透明（Y/N）　新生血管（Y/N）上皮脱落（Y/N）其他：_____
前房	房水清晰（Y/N）　房角 1CT（Y/N）	房水清晰（Y/N）　房角 1CT（Y/N）
虹膜	完整（Y/N）　纹理清晰（Y/N）　震颤（Y/N）其他：_____	完整（Y/N）　纹理清晰（Y/N）　震颤（Y/N）其他：_____
瞳孔	双眼等大等圆（Y/N）　对光反射灵敏（Y/N）　其他：_____	
晶状体	透明（Y/N）　位正（Y/N）其他：_____	透明（Y/N）　位正（Y/N）其他：_____
眼后段	玻璃体清（Y/N）　视盘界清（Y/N）C/D3：1（Y/N）　动：静 2：3（Y/N）黄斑反光存（Y/N）　其他：_____	玻璃体清（Y/N）　视盘界清（Y/N）C/D3：1（Y/N）　动：静 2：3（Y/N）黄斑反光存（Y/N）　其他：_____

4. 角膜曲率计检查（表 7-4）

表 7-4　　　　　　　　角膜曲率计检查记录表

结果	OD（右眼）	OS（左眼）
角膜曲率半 /mm		
角膜曲率 /D		

5. 验光（表 7-5）

表 7-5　　　　　　　　验光检查记录表

结果	OD（右眼）	OS（左眼）
检影验光		
主观验光		

（三）诊断＿＿＿＿＿＿＿＿＿＿＿＿＿＿＿＿＿＿＿＿＿

（四）处理

1. 交待并解释本次检查结果

2. 是否需要配镜：□是　□否

3. 试戴及调整：＿＿＿＿＿＿＿＿＿＿＿＿＿＿＿＿＿

配镜处方：＿＿＿＿＿＿＿＿＿＿＿＿＿＿＿＿＿＿＿

4. 告知注意事项

① 配戴方式：日戴□　夜戴□　需要时戴□

② 眼镜护理：放置方式□　擦镜方式□　摘戴方法□　折叠方法□　清洁方法□　有何禁忌□

③ 用眼及生活习惯：正确的用眼方式□　有何禁忌□

5. 预测屈光发展的规律，制定随访计划，下次随访时间：＿＿＿＿＿＿＿＿＿＿＿＿＿＿＿＿＿＿＿

受试者签名＿＿＿＿＿＿＿　检查日期＿＿＿＿＿＿

验光师签名＿＿＿＿＿＿＿　检查日期＿＿＿＿＿＿

参 考 文 献

1. 瞿佳 . 视光学理论和方法［M］. 北京：人民卫生出版社，2004.

2. 刘晓玲 . 验光技术［M］. 北京：高等教育出版社，2005.

3. 徐云媛 . 宋建 . 眼镜验光员职业资格培训教程（初、中级）［M］. 北京：海洋出版社，2000.

4. 刘康 . 眼镜验光员（高级）［M］. 北京：中国劳动社会保障出版社，2008.

5. 高富军 . 尹华玲 . 验光技术［M］. 北京：人民卫生出版社，2012.

6. 王光霁 . 视光学基础［M］. 北京：高等教育出版社，2005.

7. 陈浩 . 接触镜验配技术［M］. 北京：高等教育出版社，2005.

8. 瞿佳 . 眼镜技术［M］. 北京：高等教育出版社，2005.

9. 刘念，李丽华 . 验光技术［M］. 北京：人民卫生出版社，2016.

10. 齐备 . 眼视光常用仪器设备［M］. 北京：人民卫生出版社，2012.

11. 吕帆 . 眼视光器械学［M］. 北京：人民卫生出版社，2011.